LE TRAITEMENT

DU

MAL DE POTT

PAR

Le Dr C. DUCROQUET

LICENCIÉ ÈS SCIENCES
ANCIEN INTERNE A BERCK-SUR-MER

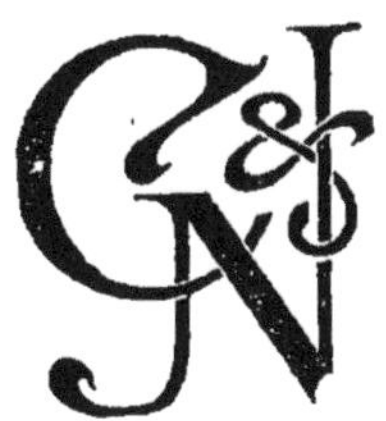

PARIS
GEORGES CARRÉ ET C. NAUD, ÉDITEURS
3, RUE RACINE, 3

—

1898

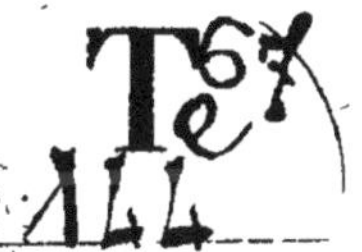

LE TRAITEMENT

DU

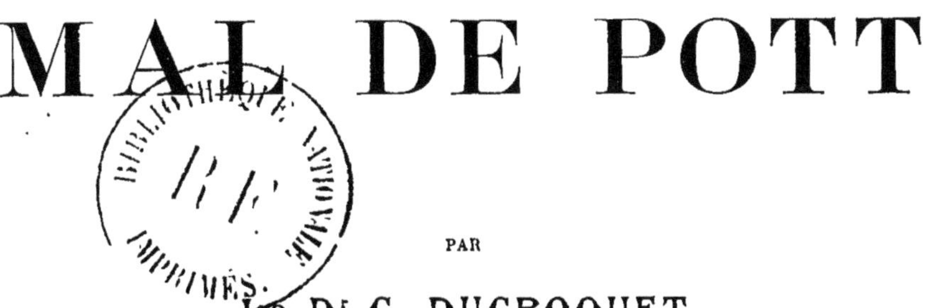

MAL DE POTT

PAR

Le Dr C. DUCROQUET

LICENCIÉ ÈS SCIENCES
ANCIEN INTERNE A BERCK-SUR-MER

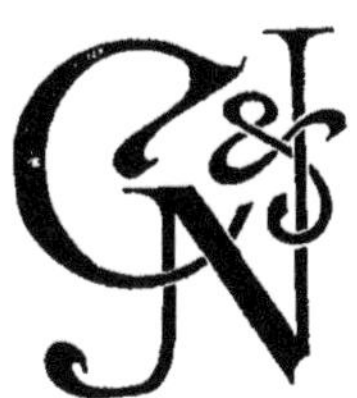

PARIS
GEORGES CARRÉ ET C. NAUD, ÉDITEURS
3, RUE RACINE, 3

—

1898

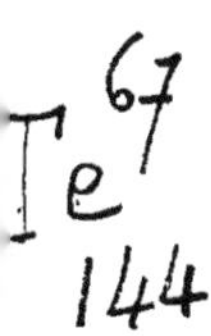

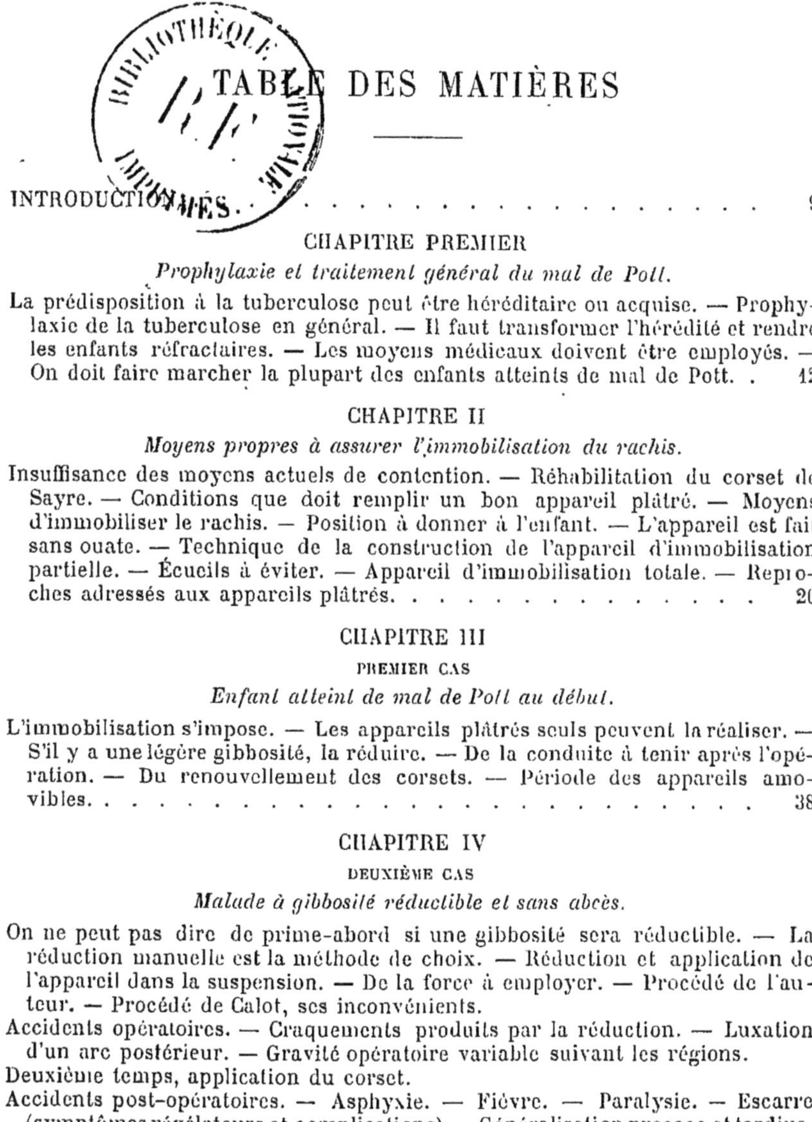

TABLE DES MATIÈRES

CHAPITRE V

TROISIÈME CAS

Gibbosité avec abcès.

CHAPITRE VI

QUATRIÈME CAS

Maux de Pott anciens ou de réduction difficile.

CHAPITRE VII

CINQUIÈME CAS

Gibbosité avec paralysie.

CHAPITRE VIII

SIXIÈME CAS

Mal de Pott avec fistule.

CHAPITRE IX

Statique vertébrale des gibbeux redressés.

CHAPITRE X

Consolidations du rachis après redressement.

CHAPITRE XI

INTRODUCTION

La chirurgie, avec la venue de l'antisepsie, a permis aux chirurgiens actuels de réaliser les beaux rêves des vieux maîtres. Que n'a-t-on pas osé? Nulle partie de notre organisme n'a été épargnée par le bistouri. Et les maîtres de la chirurgie actuelle qui ont vécu l'évolution de l'ère antiseptique, enthousiasmés des résultats et des tentatives qu'il était désormais possible de mener à bonne fin, ont délaissé et dédaigné la vieille chirurgie qui était seule permise à nos pères. Il y a vingt ans encore, la façon de faire un spica tenait toute une leçon, et nos vieux maîtres ne dédaignaient pas de s'appesantir longuement sur l'art de rouler les bandes. Tout cela est bien tombé, les spica et les renversés sont passés un peu dans la période historique. L'orthopédie pure est dédaignée et mal comprise.

Le couteau peut beaucoup, mais malgré ses prodiges, tout un groupe d'affections lui a résisté, et ne veut pas entrer dans son domaine, et je doute fort qu'il y entre jamais. Toute cette partie de l'art a été délaissée ou du moins l'objet de peu d'attention. Le mal de Pott n'a peut-être pas été l'objet de tout le soin que sa gravité réclamait.

Les dernières publications ont réveillé les esprits, et montré aux chirurgiens leurs déplorables résultats.

Et cependant, il existait depuis 1874 un traitement capable d'empêcher l'évolution des gibbosités dorsales moyennes et lombaires. Ce traitement est l'appareil plâtré de Sayre, fait selon ses indications. L'attention était tournée ailleurs, la méthode n'est pas passée inaperçue, mais elle a glissé sur les esprits, elle a été mal comprise et mal appliquée. On ne l'a pas condamnée, on ne l'a pas louée, elle est restée indifférente. S'il y a eu tant de gibbeux à réduire, faisons notre *mea culpa*, leur déviation nous est souvent imputable.

Le redressement est l'opération d'une période transitoire; le siècle prochain ne connaîtra plus de bossus, nous saurons empêcher à l'avenir cette déviation du rachis.

Je crois faire œuvre utile en essayant de montrer ce qu'on doit au passé, ce qu'on peut pour l'avenir.

L'art de faire un appareil plâtré, car c'est un art, n'est pas inné. Il faut comme en toute chose faire son apprentissage, si l'on a à cœur de faire de la bonne besogne.

L'orthopédie pour être bien faite doit être apprise, elle ne s'improvise pas.

Si l'on est tenace, patient et soigneux, le résultat couronnera bien souvent nos peines.

J'ai assisté aux débuts de la nouvelle méthode : interne de Calot à Berck, pendant deux ans j'ai pu suivre près de 300 cas. J'ai parcouru l'Allemagne, j'y ai vu un grand nombre de malades qui avaient subi la nouvelle opération, et, en ai opéré moi-même beaucoup.

Je vais essayer de donner mon impression *impartiale* sur le traitement du mal de Pott, en prenant de mes différents maîtres les procédés que je crois être les meilleurs, et faisant table rase de tout ce que je crois être l'erreur.

On ne trouvera aucune bibliographie dans cet ouvrage. Il est le résultat de tout ce que j'ai vu et non de ce que j'ai lu. Dans tous les faits que j'avance, ma pensée est toujours arrêtée sur un groupe de malades ou de faits cliniques observés, rien n'est du domaine de l'Hypothèse. Les observations qui terminent ma thèse me sont ou personnelles ou dues à l'obligeance de M. Calot et de plusieurs de mes amis et confrères. Mon ami Schotte a bien voulu m'en donner plusieurs, je tiens à l'en remercier bien sincèrement.

Certaines méthodes courantes et classiques seront passées à dessein sous silence. J'ai l'ambition et prie le lecteur de m'excuser de cette prétention d'exposer le traitement du mal de Pott, tel qu'il doit être envisagé à l'heure actuelle.

La rigueur scientifique est un principe dont il ne faut jamais se départir et, si l'on n'avait pas craint dès le début de donner les résultats bons et mauvais, la méthode serait depuis longtemps entrée dans la pratique courante.

Beaucoup de mes maîtres verront leur manière de faire critiquée peut-être sévèrement.

Je leur en adresse mille excuses, mais j'ai voulu présenter un travail fait sans parti pris.

Ce travail nous eût semblé incomplet si nous avions négligé d'indiquer le mode de consolidation des màux de Pott après redressement; aussi avons-nous cru bon de résumer quelques recherches personnelles sur ce sujet.

Heureux si je puis avoir fait œuvre utile, c'est la seule récompense qui me soit chère.

CHAPITRE PREMIER

PROPHYLAXIE ET TRAITEMENT GÉNÉRAL DU MAL DE POTT

La prédisposition à la tuberculose peut être héréditaire, ou acquise. — Prophylaxie de la tuberculose en général. — Il faut transformer l'hérédité et rendre ces enfants réfractaires. — Les moyens médicaux doivent être employés. On doit faire marcher la plupart des enfants atteints de mal de Pott.

Prophylaxie. — La prophylaxie et le traitement général du mal de Pott comportent certaines indications presque identiques. Il s'agit en effet de s'opposer dans le premier cas, à l'introduction des bacilles, et dans le second à leur pullulation dans l'organisme.

Les prescriptions hygiéniques sont la base de toute prophylaxie et de tout traitement général, néanmoins, nous allons insister sur cette question de thérapeutique générale. En effet, certaines exigences de l'hygiène sont quelquefois en contradiction avec des indications regardées comme formellement nécessaires pour obtenir la guérison sous peine de faire naître des complications graves dans leurs conséquences pour la vie du malade.

Le mal de Pott s'offrait comme un exemple particulièrement intéressant de ce conflit entre la thérapeutique de l'état général et celle de l'état local. Nous verrons plus loin que les indications exigées pour la décompression des surfaces osseuses malades d'abord, leur immobilisation ensuite, ne sont pas toujours en opposition avec la nécessité de marcher, de prendre de l'exercice, indications nécessitées pour obtenir d'abord l'amélioration de l'état général et ensuite la disparition définitive des bacilles de Koch. C'est justement la réalisation simultanée de ces deux grands désiderata qui est le but des modifications que nous dirons devoir être apportées dans la technique des procédés et des appareils jusqu'ici employés pour obtenir l'immobilisation du rachis.

Le mal de Pott est actuellement regardé comme étant toujours d'origine tuberculeuse (Lannelongue). Il s'ensuit donc que la prophylaxie et le traitement général du mal de Pott seront ceux de la tuberculose en général. Cela nous permettra d'être assez bref sur ce sujet et de ne donner qu'un rapide résumé de la question. Nous n'insisterons que sur quelques points réellement spéciaux à la tuberculose vertébrale.

Il est une cause éloignée du mal de Pott, c'est la mauvaise santé générale des ascendants. Toute une série d'enfants naissent particulièrement vulnérables à l'agent tuberculeux, or cette prédisposition congénitale peut tenir à deux causes qui sont : soit la tuberculose des parents qui produit la tuberculose héréditaire, soit l'état d'infériorité physiologique qui chez la mère a une influence énorme sur les conditions de la grossesse et empêche ainsi le fœtus de se développer normalement et convenablement.

Prédisposition congénitale. — Dans le premier cas, ce qui est héréditaire, ce n'est pas le bacille, mais suivant le terme consacré, le terrain. La cellule primitive spermatozoïde ou ovule possède en elle-même des qualités dynamiques, physiques ou chimiques d'un certain ordre. Or, qu'est-ce que l'économie dans son entier si ce n'est un ensemble d'organites provenant tous des divisions successives de la première cellule ? Il en résulte que les cellules du descendant auront les propriétés de mouvement, de sécrétion, d'excrétion qui caractérisaient le spermatozoïde et l'ovule. Il en résulte qu'elles prendront aux plasmas et leur restitueront des éléments pareils ; il en résulte qu'elles auront des départs, des transactions de matière, des mutations nutritives identiques ; il en résulte encore que vis-à-vis des microbes et de leurs toxines, elles auront les mêmes faiblesses, les mêmes résistances (Charrin). En un mot, la cellule transmet aussi bien ses aptitudes physiologiques que ses aptitudes pathologiques. Par quoi donc est caractérisée cette hérédité ? Par une particulière vulnérabilité au bacille de Koch, par la tendance de l'organisme au rachitisme et à la scrofule, diathèse où la constitution est viciée parce qu'il y a trop d'eau et de graisse dans l'organisme et trop de sels et d'albumine. La scrofule n'est pas la tuberculose, mais elle la rend singulièrement possible, il faut deux choses pour faire une infection, le microbe et le terrain ; pour la tuberculose le terrain joue là peut-être plus que partout ailleurs un rôle capital.

La seconde origine de la tuberculose congénitale se rattache en partie à la précédente, car le mauvais état de la santé de la mère qui s'est fait sentir sur l'ovule avant la conception retentira sur le développement du fœtus jusqu'à l'accouchement et rendra de plus en plus favorable à l'éclosion de la tuberculose l'organisme de l'enfant ; un allaitement défectueux, dû aux mêmes causes, venant encore achever la fertilisation du terrain, où évoluera sans peine le bacille pathogène.

Mais une des causes de grossesse défectueuse a été bien mise en relief par M. le Pr Pinard. Il a prouvé en pesant les nouveau-nés que ceux provenant d'une femme qui s'est fatiguée, mal nourrie, surmenée, etc., étaient notablement inférieurs en poids et en apparence à ceux des femmes à qui un bien-être relatif avait permis de passer au lit la majeure partie de leur grossesse, de s'alimenter et de respirer suffisamment.

Telles sont les différentes causes de la tuberculose congénitale que l'on devra combattre et réparer pour préserver les enfants du mal de Pott.

Prédisposition acquise. — Étudions maintenant les origines de la prédisposition acquise à la tuberculose vertébrale.

Après la naissance, diverses causes qui affaiblissent l'organisme viennent sinon compléter mais très fréquemment suppléer à la prédisposition héréditaire de telle sorte que la tuberculose apparaît dans une famille jusque-là indemne.

Ce sont d'abord, pendant les premiers mois de la vie, une alimentation défectueuse tenant soit à la qualité des aliments, soit à leur quantité.

En effet, il ne suffit pas de donner aux enfants du lait stérilisé pour les préserver des atteintes du bacille de Koch, il faut éviter d'en donner en trop grande quantité et d'une façon irrégulière. L'allaitement doit être réglé attentivement sous ces deux rapports (Marfan) sous peine de voir survenir des accidents mécaniques et physiologiques dus à la fermentation gastro-intestinale : la dilatation de l'estomac et l'allongement de l'intestin, résorption des produits toxiques, etc.

C'est au même résultat que l'on arrive en nourrissant des enfants de bonne souche avec des aliments trop différents du lait maternel : lait concentré ou bouillies lactées où les féculents entrent pour une grande part. Il est remarquable en particulier de voir la fréquence des méningites chez les enfants nourris ainsi à contre-sens. Ce résultat s'obtient aussi par l'alimentation au lait de vache pur, quoique dans des proportions moindres.

Dans les grandes villes viennent s'ajouter à ces causes de vulnérabilité de l'organisme, l'hygiène défectueuse d'une part, la misère, l'insalubrité des logements, les privations, etc., d'autre part, et les maladies contagieuses qui y sévissent d'une façon presque endémique : la scarlatine, la fièvre typhoïde et particulièrement la rougeole. Enfin, il va sans dire que le voisinage des phtisiques sera particulièrement nuisible aux candidats aux tuberculoses en général et osseuses en particulier.

Nous n'insisterons pas davantage sur ces causes du mal de Pott et nous allons dire un mot des causes déterminantes de la localisation vertébrale de la tuberculose.

Causes déterminantes. — La localisation de la tuberculose sur les os n'a pas une origine facile à saisir. Elle peut se faire à l'occasion d'un traumatisme (heurt, chute, excès de gymnastique, etc.) (Max Schuler).

Elle succède aussi à une infection de l'organisme par le bacille. Dans ce cas Charpy invoque la structure du tissu osseux et sa vascularité faible simplement paresseuse. Tandis que les staphylocoques préfèrent le tissu osseux juxta-épiphysaire à circulation abondante, les bacilles de Koch choisissent le tissu épiphysaire où la nutrition est moins active, quoique l'étant davantage encore que le tissu osseux compact des diaphyses qu'il n'attaque pas.

Moyens prophylactiques.—Il nous faudrait, pour éviter autant que possible la maladie si désespérante qu'est le mal de Pott, indiquer aux familles entachées d'un vice quelconque de nutrition, une prophylaxie sérieuse capable de fermer la porte à la contagion en fournissant un terrain réfractaire au bacille.

Il faut, comme dit Legendre, instituer un régime de reconstitution et de régénération ; et pour y arriver deux grands moyens s'offrent à nous, l'hygiène et la diététique. Il faut amener la cellule à métamorphoser plus de matière en un temps donné et à la métamorphoser mieux et plus complètement.

Nous citerons simplement la prophylaxie de l'alcoolisme, question si étroitement liée à celle de la tuberculose, puis la prophylaxie de la tuberculose en général ; aliments sains, dépourvus de bacilles soit par la stérilisation, soit par la suppression de la consommation des viandes contaminées.

Pendant la grossesse, l'usage des asiles pour femmes enceintes permettra aux indigentes de mener à bien leur grossesse.

L'allaitement convenablement fait, régulièrement dirigé et suffisamment prolongé avec des laits stérilisés et des compositions aussi voisines que possible du lait humain, sera l'objet de la sollicitude des médecins d'une famille de prédisposés à la tuberculose. Ensuite, chez les enfants plus âgés, le séjour à la campagne, à la mer, dans les pays d'altitude ; tous ces moyens hygiéniques rendront des services incontestables. Les plages du nord réalisent en particulier ces désidérata.

Par ses variations continuelles, l'air marin stimule les fonctions organiques qui tendent à revenir au type normal ; l'assimilation se fait mieux et, sous l'influence de la cure marine, l'enfant tend à devenir réfractaire à toute tuberculisation.

Si l'on ne peut éloigner l'enfant des centres populeux, on insistera sur le séjour au grand air, dans les jardins publics, sur les bains salés, les frictions sèches. L'huile de foie de morue, le phosphate de chaux rendent de signalés services. Mais il ne faudra pas oublier que les médicaments ne sont pas nécessaires et souvent nuisibles par les troubles du tube digestif qu'ils entraînent souvent. Aussi faudra-t-il surveiller l'état de ces enfants. De même, il faudra faciliter les fonctions respiratoires en curettant les végétations adénoïdes, en faisant l'ablation des trop grosses amygdales, etc.

En un mot, tâcher de n'avoir au pis-aller qu'un gibbeux à traiter, et non pas en plus un être chétif, affaibli, dénourri, à nutrition déviée et défectueuse. Quant au traumatisme, il n'est pas facile à éviter. Cependant on recommandera d'éviter non seulement le surmenage, dans les exercices physiques, mais encore il faudra prescrire les mouvements et contorsions antiphysiologiques que l'on exige souvent des enfants sous prétexte de gymnastique et qui ne sont que de l'acrobatie.

L'éloignement des foyers tuberculeux, s'il y en a dans le voisinage de l'enfant. Les crachats seront détruits avec soin, cela est trop évident pour que nous y insistions davantage, nous citerons pourtant une page de Springer où sont résumées les indications prophylactiques du mal de Pott.

« Le clinicien, dit-il, peut dans une certaine mesure neutraliser l'action de l'hérédité. C'est là un fait qui ressort de l'examen des enfants que l'Assistance publique réunit à Montévrain près de Lagny-Thorigny et qui sont catalogués sous l'étiquette administrative (d'enfants moralement abandonnés). Les garçons de 13 à 19 ans sont, la plupart, des Parisiens ; ils sont puisés parmi les enfants assistés ou dans le même milieu social. Par leur origine, ces enfants réunissent toutes les tares héréditaires et acquises, satellites de la misère. Aussi est-on quelque peu surpris de constater chez eux, après quelques années de séjour à Montévrain, tous les caractères objectifs de la santé la plus florissante. Un grand nombre d'entre eux présentent bien les empreintes indélébiles de leurs maladies du premier âge, mais on ne rencontre aucun trouble fonctionnel et ils sont surtout intéressants par leur parfait développement général. Comment ces résultats sont-ils obtenus ? A l'aide d'un traitement méthodique et judicieusement appliqué. L'alimentation est l'objet d'une surveillance attentive et les substances considérées comme aliments de croissance y occupent une large place. La ventilation des logements est bien assurée. Sans négliger l'instruction générale, la plus grande partie du temps est employée à l'enseignement professionnel. Les exercices physiques en plein air jouent un rôle important. Grâce à l'entraînement progressif et modéré on ne constate jamais les effets de l'intoxication et de l'auto-infection résultant du surmenage. Il faut tenir compte, en outre, de l'action de l'hydrothérapie sous forme de bains de rivière pendant l'été. Cet exemple peut servir de guide pour la thérapeutique les manifestations héréditaires de la croissance anormale. Il montre comment des enfants destinés aux accidents pathologiques les plus graves peuvent jusqu'à un certain point éluder cet avenir et présenter les attributs de la force, de la vigueur et de la résistance. Cette modification du terrain par le milieu, résultant de l'ensemble des moyens mis en œuvre et concourant au même but, s'obtient surtout grâce à l'utilisation de la dynamique de la nutrition mise en œuvre par la puberté, et en effet la croissance bien dirigée est une force dont on doit profiter pour la thérapeutique ».

Traitement général. — Les mêmes préceptes sont susceptibles d'application dans ce cas et en cherchant à rendre l'organisme réfractaire au bacille de Koch, on aide à la guérison des lésions tuberculeuses préexistantes.

Mais, comme nous l'avons déjà indiqué, l'immobilisation de la colonne vertébrale semblait impliquer l'immobilité de l'enfant dans un lit, et ainsi ne pouvait-on concilier les exigences du traitement local et du traitement général aussi nécessaires l'un que l'autre pour guérir un mal de Pott.

Nous allons ici affirmer la nécessité de la marche dans le mal de Pott et en donner les indications et contre-indications.

Dans les chapitres suivants nous montrerons par quels procédés orthopédiques nouveaux le traitement local pourra aller de pair avec le traitement général.

De la marche dans le mal de Pott. — En France, la tuberculose osseuse est synonyme de repos complet. Cette vérité est loin d'être admise à l'étranger. Pourquoi ce désaccord? Et c'est pour le mal de Pott que les divergences sont les plus accentuées.

En Allemagne, dans les villes populeuses où les ouvriers sont miséreux, l'alitement pour ces petits malades, condamnés à rester dans le coin d'un taudis sale, mal aéré et mal éclairé, est synonyme de mort, et la marche, la vie extérieure, est pour ces petits êtres une sauvegarde ; aussi les chirurgiens qui ont fait leurs expériences sur ces malades craignent-ils moins l'apparition de la bosse que l'inaction des enfants.

Nous sommes un peu trop hypnotisés par la localisation osseuse, nous ne voyons qu'elle, il est incontestable que la décompression des surfaces malades doit être assurée pour arriver à la guérison. Mais il n'y a pas que lésion osseuse, l'état général du malade n'est pas à négliger, nous en faisons trop facilement abstraction pour n'être hypnotisés que par la localisation vertébrale. Il y a certainement un rapport très grand entre la lésion et l'état général. Si l'enfant se remonte, mange, et respire à son aise, si sa diététique et son hygiène sont l'objet de beaucoup de soins, sa guérison sera plus prompte. Il faut donc soigner l'état général autant que l'état local, et c'est une faute que de ne penser qu'à l'un d'eux. La suralimentation, bref toutes les conditions capables de remettre à flot l'organisme de notre sujet, seront mises en œuvre. Et quoi qu'on en ait dit, les malades souffrent beaucoup de l'immobilisation, leur état général périclite, s'ils présentent pendant les premiers temps du séjour au lit une augmentation de poids, cela n'est que transitoire.

La vie au grand air ou dans les jardins publics, l'exercice rendent d'immenses services, il ne faut pas nous en priver.

D'ailleurs on peut très bien concilier la décompression des surfaces osseuses avec la marche. Si l'on fait un bon appareil comme je l'indiquerai plus loin, on réalisera la décompression et l'immobilisation rachidienne. L'alitement devient alors inutile, de plus cela favorise par un mécanisme que j'indiquerai l'ankylose du rachis postérieur au niveau des vertèbres malades, si la carie continuait ses progrès, les surfaces articulaires seraient solidement écartées par l'ankylose postérieure, l'ulcération compressive deviendrait impossible. J'ai eu l'occasion d'appliquer de nombreux corsets orthopédiques sans ouate, après redressement préalable du rachis, les enfants opérés ont marché quelques jours après l'opération. Les parents étaient tous unanimes à me dire que les enfants mangeaient et se portaient beaucoup mieux qu'avant toute intervention où l'enfant était immobilisé au lit. Et c'est pourquoi je recommande de faire marcher les malades dès le début de la maladie. Si l'enfant est atteint de gibbosité, la conduite à tenir n'est pas différente, et il faut autoriser la marche 5 à 10 jours après le redressement.

J'ai conseillé à M. Calot, il y a 4 mois, de faire marcher ses malades; j'ai eu le plaisir de voir des enfants, chétifs, amaigris, maintenus jusque-là au lit, des 8, 10, 20 mois et plus après l'opération, reprendre vie avec amélioration de l'état général... La consolidation osseuse du rachis postérieur était favorisée. Ces enfants jouaient, couraient et se livraient à presque tous les jeux de leurs âges. Cette influence bienfaisante de la marche est générale, je n'ai pas vu d'enfant qui aient paru en souffrir. L'amélioration de l'état général se fait parfois avec une rapidité étonnante. J'ai été heureux de voir que dans sa dernière communication à l'Académie, M. Calot se rangeait de plus en plus aux conseils que je lui avais donnés et que, pénétré de l'exactitude de ma façon de faire, il faisait marcher ses malades quelques jours après l'opération.

Doit-on faire marcher indistinctement tous les malades? Assurément non, il existe certaines contre-indications. Si l'enfant souffre, et que la cause n'en soit pas imputable à un corset défectueux, l'immobilisation au lit s'impose, de même si l'enfant se tient mal, et qu'il soit à craindre qu'il n'ait un abcès.

Il faudrait s'en assurer, et si après des recherches infructueuses, on ne trouvait pas la cause de cette boiterie, il faudrait mettre le sujet en observation et faire après une période de 8 à 15 jours d'immobilisation un nouvel essai de marche. Il est bien évident que si l'enfant est vite fatigué et que la marche soit pour lui une grande peine, mieux vaut le laisser non pas au lit, mais étendu dans un jardin la plus grande partie de la journée et le *laisser juge propre de l'exercice qu'il peut prendre.*

Si l'on a affaire à un mal de Pott fistulisé, le lit est malheureusement nécessaire dans bien des cas et de même si le malade présente de la fièvre.

L'apparition d'un abcès est aussi une contre-indication à la marche, et tant qu'il ne sera pas complètement tari, l'enfant restera immobile, un mois à un mois et demi en moyenne par conséquent.

En résumé, dans le traitement du mal de Pott on doit réaliser :

1° *La décomposition des surfaces osseuses cariées ;*

2° *L'immobilisation des parties malades ;*

3° *Et s'occuper de l'état général de l'enfant.*

Nous venons de nous occuper du dernier point, les 2 autres vont faire l'objet des chapitres suivants.

CHAPITRE II

MOYENS PROPRES A ASSURER L'IMMOBILISATION DU RACHIS

Insuffisance des moyens actuels de contention. — Réhabilitation du corset de Sayre. — Conditions que doit remplir un bon appareil plâtré. — Moyens d'immobiliser le rachis. — Position à donner à l'enfant. — L'appareil est fait sans ouate. — Technique de la construction de l'appareil d'immobilisation partielle. — Écueils à éviter. — Appareils d'immobilisation totale. — Reproches adressés aux appareils plâtrés.

Il est bien établi maintenant que tous les traitements du mal de Pott, mis en usage jusqu'à ces temps derniers, étaient incapables d'empêcher l'évolution de la gibbosité. Je ne veux point dire par là que les tuberculeux du rachis arrivaient tous à être porteurs de fortes gibbosités. Il est des cas particulièrement favorables où le mal de Pott, même non traité, ne s'accompagne jamais de déviation et Bouvier, dans son *Traité d'orthopédie,* relate le cas de deux malades qui ont guéri avec des gibbosités très petites, bien qu'ils ne fussent soumis à aucun traitement, pendant toute l'évolution de la maladie. D'autre part, j'ai vu des enfants porteurs de déformation énorme, malgré un traitement précoce et régulièrement suivi : gouttière de Bonnet, planche de Lannelongue, lit plâtré de Lorenz, etc. Aucun de ces procédés n'est donc capable d'empêcher l'évolution de la bosse.

Il existe cependant depuis 1874 un traitement non seulement susceptible d'enrayer, mais capable de réduire, en partie, les gibbosités dorsales moyennes, inférieures et lombaires. Ce traitement, tout le monde le connaît, de nom du moins, mais bien peu parmi ceux qui l'appliquent, l'ont lu et se conforment aux données de l'auteur. Ce traitement est le corset de Sayre.

Les appareils plâtrés que l'on a coutume de construire n'ont du corset du chirurgien américain que le nom. La plupart des médecins n'ont vu dans ce traitement que deux choses, un corset et la marche, mais personne ne s'est inquiété de la façon dont il fallait le faire. Or, tout le succès du traitement réside précisément dans le modus faciendi. Sayre a certainement eu des résultats merveilleux, il suffit de lire son ouvrage et les observations qui y sont mentionnées pour s'en convaincre. Il faisait marcher ses malades, et là encore il était dans le vrai. Pour pouvoir condamner une méthode, il faut l'avoir appliquée en se conformant aux données de l'auteur.

Sayre nous a donné, ai-je dit précédemment, un moyen d'immobilisation du rachis capable d'enrayer la marche progressive de la gibbosité pour les régions moyennes et inférieures. Pour les régions cervicale et dorsale supérieure, il proposait d'ajouter à son appareil le mât de fortune, mais je ne crois pas que cette pratique soit suffisante et capable d'assurer l'immobilisation de ces régions. L'appareil plâtré, comme je vais le montrer, atteint ce but beaucoup mieux et plus simplement.

TECHNIQUE DE L'APPAREIL PLATRÉ

Je vais indiquer d'abord comment il est possible d'assurer l'immobilisation partielle du rachis; j'envisagerai ensuite la possibilité de l'immobiliser complètement au moyen d'un grand appareil céphalo-thoracique.

A. — RÈGLES GÉNÉRALES

Pour bien réussir un corset il faut savoir éviter certains écueils et prendre diverses précautions que je vais indiquer chemin faisant. Je demande pardon au lecteur des détails qui lui paraîtront peut-être des futilités, mais ils sont capitaux, et leur observation intégrale est nécessaire pour arriver à un bon résultat. Un tel appareil doit être construit avec beaucoup de soin et quiconque se taxe de les faire en dix minutes les fait mal, les escamotte. Faire du Sayre à la vapeur ou à la dynamite, selon l'expression de Vincent de Lyon, est faire de la mauvaise besogne. Je défie un chirurgien quelque habile soit-il d'appliquer un bon corset en un temps aussi court. Il doit être, je ne saurai trop le répéter, *non un appareil de force mais de contention.* Pour le rachis, cela est vrai comme pour tout autre endroit, il faut mouler, fixer la position nouvelle qu'on a donnée au rachis et ne pas prétendre vouloir faire continuer la pression sur la gibbosité par l'appareil; là est toute l'origine des escarres.

1er temps. — Suspension du malade.

Si la correction n'est pas complète, y revenir, mais en aucun cas ne rien espérer du corset que la parfaite contention. Ces appareils doivent être appliqués dans la suspension. Les malades ne touchent plus terre. Il ne faut jamais se servir de brassières axillaires, elles remontent les épaules et forcent l'opérateur à construire un corset défectueux. L'enfant présente ainsi la position ordinaire de la marche, et mis sur pied sa statique ne sera pas changée. Pendant toute la construction du corset, un aide tient les membres inférieurs, et tire très légèrement sur elles; cela empêche le balancement du corps et maintient la réduction. Je crois avoir été le premier à faire cette petite modification au procédé de Sayre. J'ajouterai que si l'on a cœur de construire un bon appareil, la chloroformisation sera d'un grand secours.

Pour la suspension du malade, il est de toute nécessité, si l'on doit prendre la tête, de le faire avec des bandes de toiles que l'on peut laisser sans inconvénient dans l'appareil, c'est un petit moyen que j'ai vu employer chez mon maître M. Jalaguier. Il est fort pratique et évite bien des ennuis. Pour cela, il suffit de nouer les deux bouts d'une bande de toile très solide de 1 mètre de longueur et 4 centimètres de largeur.

On obtient ainsi une circulaire qui, étendue sur la table,

forme une bande unique de 50 centimètres environ, formée de deux bandes de toile superposées que l'on coud ensemble dans toute leur largeur à 10 centimètres de chaque extrémité. On a ainsi 3 petites circulaires ; dans celles des extrémités on passe la tringle de l'appareil à suspension ; dans la circulaire du milieu on passe la tête, la partie antérieure de cette circulaire embrasse le menton, la postérieure la nuque. On peut, pour former ces 3 circulaires, remplacer les coutures nécessaires par deux épingles de nourrice. Pour que la tête ne soit pas trop portée en avant, on se trouvera bien, dans certains cas, de faire le chef postérieur de la circulaire qui embrasse la tête un peu plus long que l'antérieur. On a soin de veiller à ce que les oreilles ne soient point repliées sous les bandes.

2e temps. — Application des bandes plâtrées.

L'appareil pour fixer la position nouvelle de la colonne vertébrale ne peut le faire d'une façon mathématique que s'il est appliqué directement sur le corps recouvert simplement d'un jersey. L'interposition d'une grande quantité de ouate est une pratique détestable. Les corsets que l'on fait ainsi sont le plus souvent des appareils de force et ne répondent pas au but que l'on se propose. Ouater copieusement le corps de l'enfant et appliquer par-dessus des bandes *fortement serrées est un contre-sens orthopédique*. Cela amène au niveau des points trop comprimés des escarres. Si l'enfant est enserré dans un semblable corset, la ouate se tasse ; il est insuffisamment maintenu en certains endroits, et l'appareil lui offre en d'autres un volume inférieur à la partie correspondante du corps. Je pose en principe, ce qui est vrai, mais peut paraître paradoxal de prime abord, qu'un corset sans ouate met l'enfant plus à son aise que tout appareil ouaté où les bandes sont serrées. J'ai eu l'occasion de voir de nombreux enfants sortir de ces appareils et présenter avec une figure bouffie leur donnant l'apparence d'une santé parfaite, un corps, une cage thoracique amaigris, à espace intercostaux dépourvus de muscles. Cette atrophie était due sans conteste à la forte striction que leur occasionnait le corset. Que de thorax dont la déformation est imputable à un appareil défectueux !

B. — APPAREIL D'IMMOBILISATION PARTIELLE

I. — Suspension et application du jersey.

Je vais décrire tout d'abord *le moyen d'immobiliser partiellement* le rachis, j'en donnerai ensuite les indications. Pour construire cet appareil il faut recouvrir le corps de l'enfant d'un jersey à manches qui s'adapte à toutes les parties du corps et ne fasse pas de plis. Ils pourraient occasionner des escarres. Je conseille de le prendre un peu trop petit, il s'appliquera mieux. Si l'enfant est dans l'appareil à suspension il est inutile de le dépendre, on passe le jersey par les jambes. Un petit cordonnet permet de le serrer à la base du cou. Pour qu'il prenne exactement la forme du corps il est nécessaire de le tirer un peu dans le bas et de le fixer ainsi étendu en nouant un mouchoir ou une bande de tartalane près de la racine des cuisses, de plus une épingle de nourrice en réunit la partie antérieure et postérieure sous le périnée ; sans cette précaution le jersey tendu au-devant de l'abdomen ne s'applique pas très bien sur le pubis et l'appareil n'est pas suffisamment contenteur en cet endroit.

Il est bon, et je le fais toujours, mais non indispensable, de placer sur la poitrine, entre le corps et le jersey un petit tampon de ouate, il créera un peu de jeu dans l'appareil à ce niveau et ne gênera en rien la bonne contention du rachis (tampon respiratoire).

II. — Application des bandes plâtrées.

a). *Sur le corps.*

L'application des bandes platrées est la partie la plus difficile. Elles ne devront pas avoir plus de 5 centimètres de largeur, sous peine de les voir se plier à certains endroits et ne pas s'adapter exactement au corps. Tout pli peut être une cause d'escarre. Si l'on emploie le chloroforme il sera continué jusqu'à dessiccation complète de l'appareil. Le point capital est de bien placer les bandes qui doivent être en contact immédiat avec le jersey, c'est l'assise la plus importante. S'il s'y produisait des plis, ils seraient en contact direct avec le corps et pourraient occasionner des escarres. Les premières circulaires doivent être appliquées au-dessous des épines iliaques et descendre en avant du côté du ventre jusqu'au pubis. Il faut faire grande attention à ce qu'elles prennent bien la forme de l'abdomen, surtout à sa partie inférieure, si non lorsque l'enfant sera debout, et particulièrement quand il est au lit, on pourra passer la main, et même le poing, si l'on y a pris garde, entre l'appareil et l'abdomen. Pendant la suspension l'intestin a tendance, en effet, à tomber vers le pubis. Une fois les premiers tours de bandes appliqués, remonter peu à peu vers l'aisselle. Les différentes circulaires doivent se recouvrir de moitié. A mesure que chaque tour de bande est enroulé, l'appliquer minutieusement avec la face palmaire de la main libre sur le jersey ou les couches sous-jacentes. En aucun cas on ne doit exercer de traction sur ces bandes dans l'espoir de comprimer une partie saillante. Le corps doit avoir sous l'appareil son volume normal. Le corset ne doit jamais être constricteur. On commence, ai-je dit, par la fixation des épines iliaques et l'on remonte peu à peu vers l'aisselle. Arrivé là, il faut prendre l'épaule ; c'est une partie très délicate. Un aide tient les bras légèrement écartés du tronc (15°), mais n'exerce sur eux ni traction ni pression. S'ils étaient écartés du corps, les épaules remonteraient et l'appareil terminé on pourrait passer deux ou trois doigts entre les clavicules et le corset. Donc une fois arrivé à l'aiselle, les bras étant placés en bonne position, passer soigneusement les bandes en sautoir alternativement au-dessus de chaque épaule, du sternum à l'épine dorsale ; arrivé là on fait un renversé, on passe sur l'autre épaule et l'on revient au sternum, un nouveau renversé est fait, la bande repasse sur la première épaule, et ainsi de suite ; les renversés ne se font pas tous aux mêmes endroits, ils se recouvrent les uns les autres. J'engage l'opérateur à soigner beaucoup cette partie, elle est assez délicate. Les renversés du devant de la poitrine et du dos, reposant déjà sur plusieurs assises de circulaires, n'auront pas d'inconvénients. Il est bon en effet de ne commencer à prendre l'épaule que lorsque l'on aura placé au moins deux assises de bandes sur le tronc. Celles-ci devront être bien appliquées au-devant du moignon de l'épaule, l'appareil a toujours tendance à bailler un peu en cet endroit.

b). *Sur les épaules.*

Dès que les premiers tours de bandes sont placés, l'appareil se fait beaucoup plus vite ; et, si des plis se produisent, ils auront d'autant moins d'importance que les circulaires seront plus éloignées du jersey. Pour avoir un bon résultat l'appareil doit être fait avec beaucoup de minutie. Il importe de bien soigner les épaules et le dos. Il ne doit y avoir aucun jeu dans ces parties. Le corset doit s'arrêter exactement à la base du cou, au-dessus de l'articulation sternoclaviculaire en avant, à la cinquième dorsale en arrière. Pour remonter aussi haut, les bandes en sautoir qui prennent les épaules y contribuent en partie, mais elles ne sont pas suffisantes. Il est nécessaire pour parfaire la consolidation de placer à la partie supérieure du dos plusieurs assises de bandes horizontales, dont le premier jet est commencé au niveau de l'aisselle, les circulaires thoraciques ne pouvant pas remonter plus haut. La bande est donc conduite en arrière d'une épaule à l'autre et repliée sur elle-même, ramenée en sens inverse, en obliquant légèrement vers le haut et couvrant la précédente de moitié, la même manœuvre sera répétée jusqu'à ce que l'on soit arrivé à la cinquième dorsale ; à mesure que l'on s'élèvera vers cette vertèbre, les bandes seront repliées non plus en arrière de l'épaule, mais sur le bord antérieur du trapèze. De cette façon, la partie toute supérieure de l'appareil est formée de bandes horizontales qui se couvrent de moitié. On placera de même en avant quelques assises horizontales allant d'une épaule à l'autre, commençant au niveau de l'aisselle et finissant aux clavicules. Les bandes en sautoir passant sur les épaules fixeront de

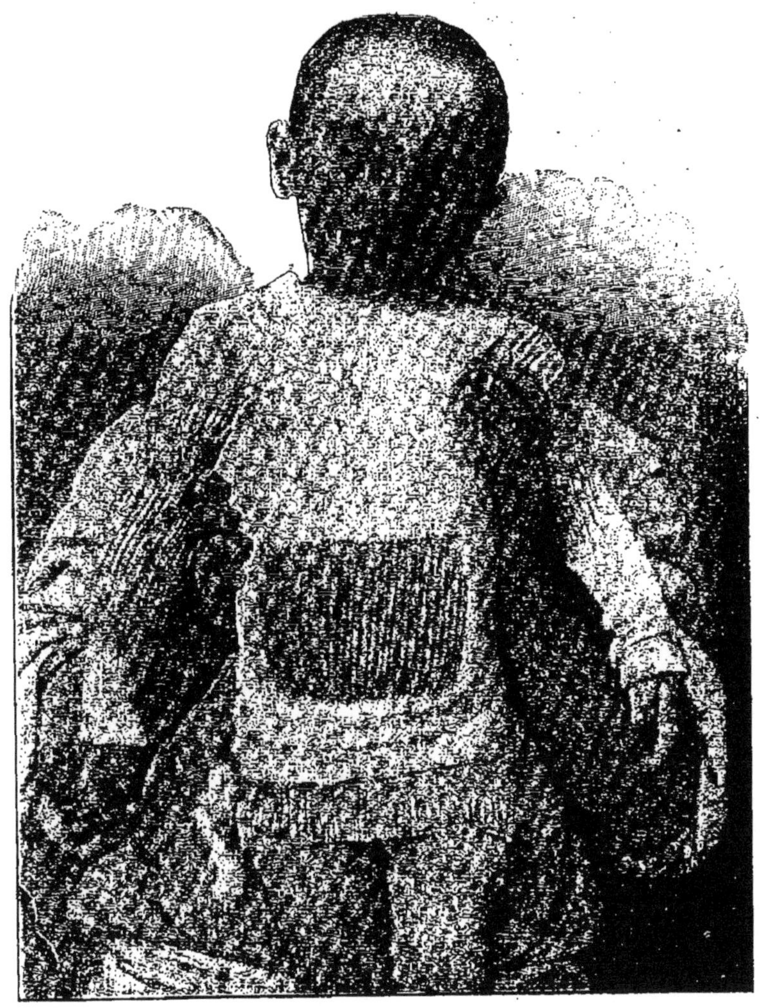

Fig. I. — Corset *orthopédique* pour gibbosité lombaire ou dorsale moyennes. — Ce corset arrive en avant au-dessus de la racine de la verge ; il recouvre en haut l'articulation sterno-claviculaire.

couche en couche ces bandes transversales. On ne doit en aucun cas plisser les bandes dans leur longueur, et leur laisser faire corde. Toutes les fois que l'on change de direction il faut le faire aux dépens d'un renversé et ceux-ci doivent autant que possible reposer sur une ou deux assises de circulaires pour éviter qu'ils ne retentissent sur la partie intérieure du corset.

Lorsque l'appareil est sec on fait une large fenêtre sur le ventre (fig. 1) et on l'échancre un peu au niveau des trochanters et au-devant de la cuisse, pour permettre la flexion, mais si le mal de Pott était très inférieur il serait bon de s'en abstenir.

Pour que le corset immobilise parfaitement bien le rachis il est de toute nécessité que le bassin et le sommet du thorax soient exactement maintenus. Ce sont les deux points extrêmes de l'appareil et leur contention exacte est nécessaire. Si l'appareil a été bien fait, l'enfant n'aura aucun jeu dans son corset autour du moignon de l'épaule. Je suis bien convaincu que dès la deuxième dorsale il est mathématiquement impossible au rachis de se dévier.

On peut faire marcher impunément les malades, on les retrouvera à l'ablation du corset aussi droits que lors de l'opération. On aura même souvent l'agréable surprise de les voir tout à fait réduits quoique le redressement ait été incomplet. J'ai eu l'occasion d'appliquer un grand nombre de ces corsets, les enfants s'y trouvaient fort bien, et j'en ai eu plusieurs à qui j'ai pu permettre la marche quelques jours après l'opération. — On peut par ce moyen immobiliser un mal de Pott assez haut situé sans être obligé de recourir au grand appareil. — Le corset est beaucoup moins désagréable pour l'enfant, qui a le cou dégagé et par suite est beaucoup plus libre de ses mouvements.

C. — APPAREIL CÉPHALO-THORACIQUE

a). Suspension du malade.

Pour l'appareil d'immobilisation totale, la technique est identique à celle qui préside à la construction de l'appareil d'immobilisation partielle, si ce n'est qu'il est prolongé jusque sur la tête. Le jersey s'arrête à la base du cou. Pour emprisonner celui-ci et la tête dans le plâtre, on peut les recouvrir

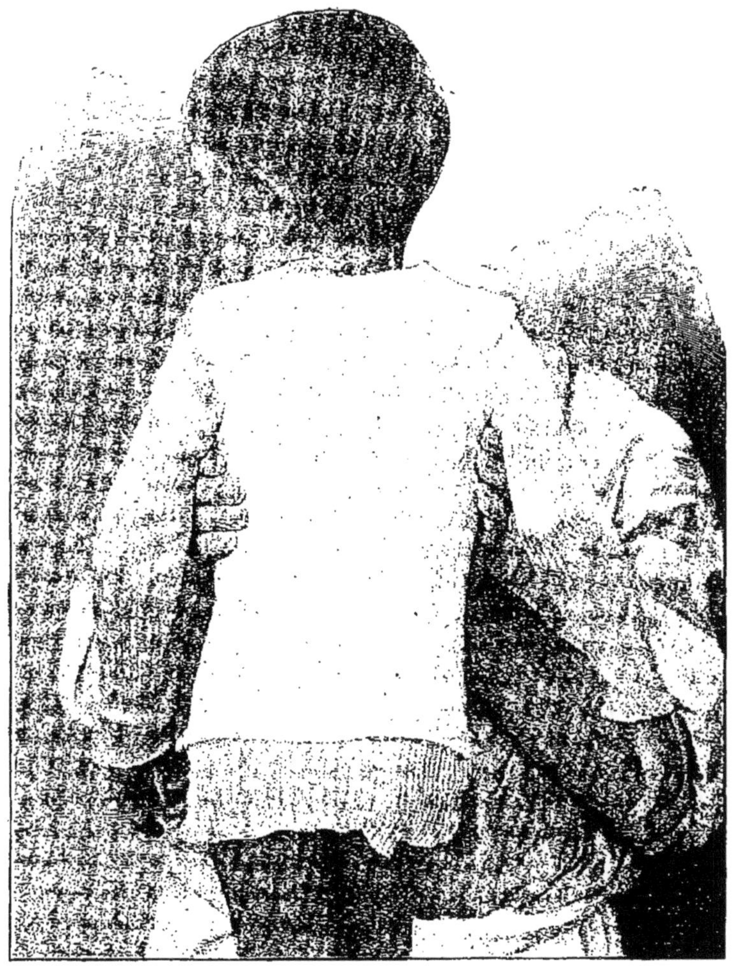

Fig. 11. — Le même enfant vu de dos. — Le corset remonte en haut jusqu'à la 5e cervicale et s'arrête en bas à peu près à l'extrémité inférieure du sacrum.

de ouate ou d'un tissu appelé filz (sorte de feutre épais de 1/2 centimètre et très flexible) que l'on coud de façon à lui donner la forme du cou et de la tête ; il est également cousu au jersey à la base du cou. Les coutures ont lieu par juxtaposition des bords du tissu qui ne doivent pas se recouvrir. A défaut de filz la ouate peut fort bien le remplacer, il suffit de n'en point trop mettre et de la fixer avant l'application des bandes plâtrées, avec un ou deux tours de bandes de tarlatane, bien souple et non apprêtée, et veiller à ce qu'il n'y ait pas d'intervalle à la racine du cou entre elle et le jersey.

b.) Application des bandes plâtrées.

On commence l'appareil comme s'il s'agissait de faire le corset précédent ; lorsqu'il est environ aux trois quarts terminé on s'occupe de la mise de la tête dans l'appareil. On place en arrière une attelle plâtrée peu épaisse et bien imprégnée, large de 10 centimètres et allant de la partie supérieure de la tête à la partie supérieure de la région interscapulaire, on l'applique soigneusement avec la main sur les régions qu'elle recouvre, de façon qu'elle se moule bien sur la nuque et le cou.

Cette attelle repose en haut sur la tête dont elle n'est séparée que par une petite couche de ouate ou de filz et en bas sur l'appareil qui est pris et par conséquent elle n'a aucun retentissement sur sa partie interne. On place de même à la partie antérieure une mince attelle qui recouvre la moitié du cou dans sa largeur et va du menton à la partie supérieure du corset en avant.

Pour que cette large attelle ne fasse pas de plis, il est nécessaire de faire trois longues sections sur ses bords supérieurs et inférieurs et une sur chacun de ses bords latéraux. Cette attelle sera comme la précédente bien moulée sur les parties qu'elle recouvre. Une fois que les attelles sont placées, ce qui demande peu de temps, on enroule les bandes autour du cou et de la tête et on passe de temps en temps avec la même bande quelques circulaires sous l'aisselle.

Le trajet décrit par ces bandes se compose surtout de jets horizontaux, autour du front, du cou et de la mâchoire, de

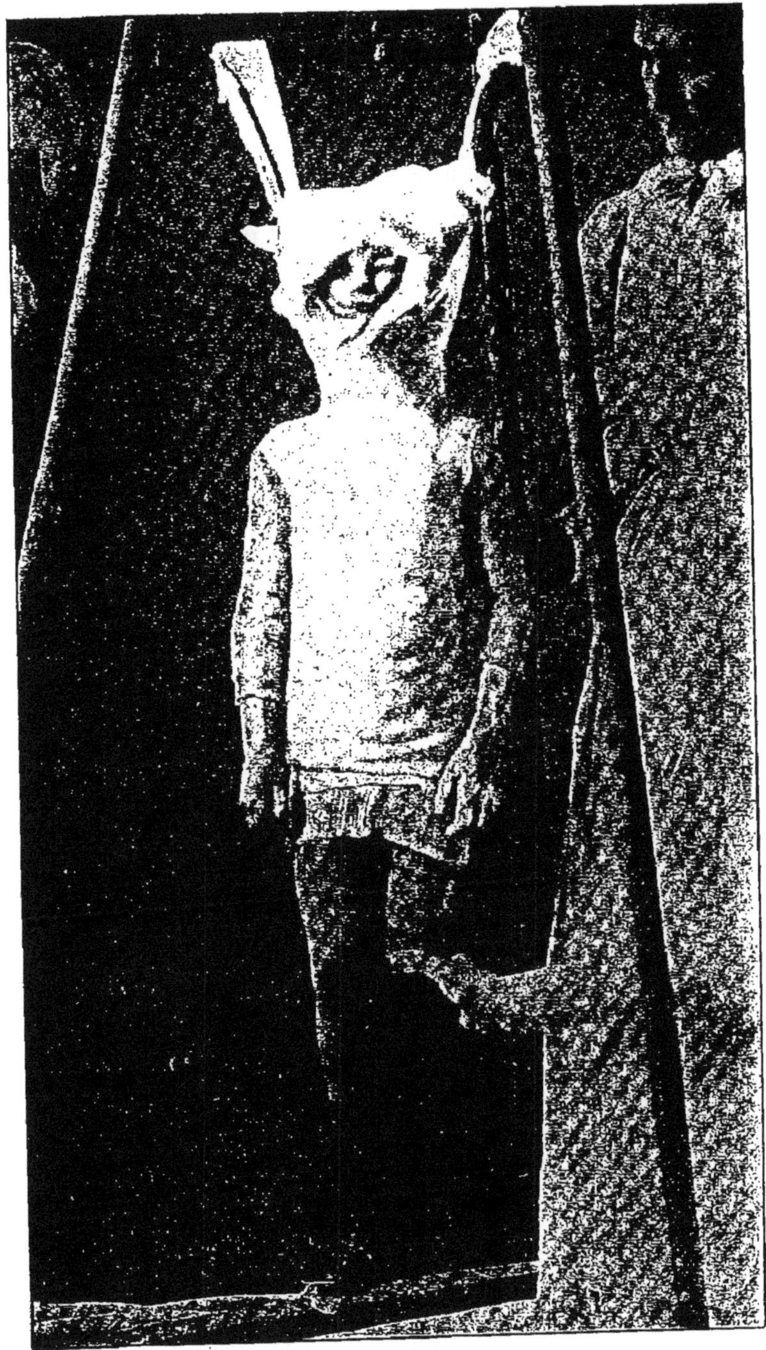

Fig. III. — Corset brut non dégrossi. — Enfant dans la suspension de Sayre, en résolution chloroformique. — Gibbosité cervico-dorsale, de volume moyen, ayant débuté il y a 1 an. — La réduction a été facile. — L'enfant est venu me trouver à pied 3 jours après l'opération. (Consultation de la polyclinique H. de Rothschild).

jets verticaux qui descendent du sommet de la tête au-dessous de la mâchoire et de jets en forme de spirale ; la bande appliquée sur le front est ramenée à la nuque et alors dirigée sur la partie latérale du cou d'un côté, puis descend sur l'articulation sterno-claviculaire et continue vers l'aisselle d'où elle va entourer le tronc en formant une circulaire qui pourra être horizontale ou oblique. Bref, au cours de la construction, dès le second appareil, on improvise facilement la direction à donner aux bandes.

Si l'on s'aide des 2 attelles que j'ai décrites, on gagne du temps ; mais on peut s'en passer ; en enroulant les bandes avec un peu de soin on arrive fort bien au même résultat. L'appareil terminé, il a l'aspect figuré (fig. III). Les 2 attelles employées pour la consolidation de la nuque et du cou sont les seules que doit contenir l'appareil. Comme elles reposent déjà à leur partie inférieure sur des assises de plâtre qui sont prises, elles n'auront aucun retentissement sur la conformation intérieure du corset. Je rejette en principe l'emploi des attelles plâtrées, comme moyen de renforcement ; si le corset n'est pas sec, elles font saillie à son intérieur et peuvent gêner l'enfant et occasionner des escarres. Si l'on veut renforcer le corset, il faudra se servir d'attelles très légères et très souples en bois de placage, ou de treillis très flexible.

c). Dégrossissement de l'appareil.

Un certain *relâchement* dans la partie supérieure de l'appareil est tout le secret de la construction ; avec de l'exercice, cette partie qui semble un peu difficile se fait sans peine. L'appareil terminé, il faut le bien laisser sécher et ne dépendre l'enfant que lorsque l'on est sûr qu'il ne se pliera pas. Il reste à achever et dégrossir le corset, à couper le superflu. Pour cela on marque sur le plâtre une ligne ovalaire faisant le tour de la tête, du lambda au menton et on coupe l'appareil en suivant cette ligne, puis on enlève tout ce qui lui est sus-jacent. On ôte ensuite les épingles de la mentonnière en toile qui a servi à la suspension,

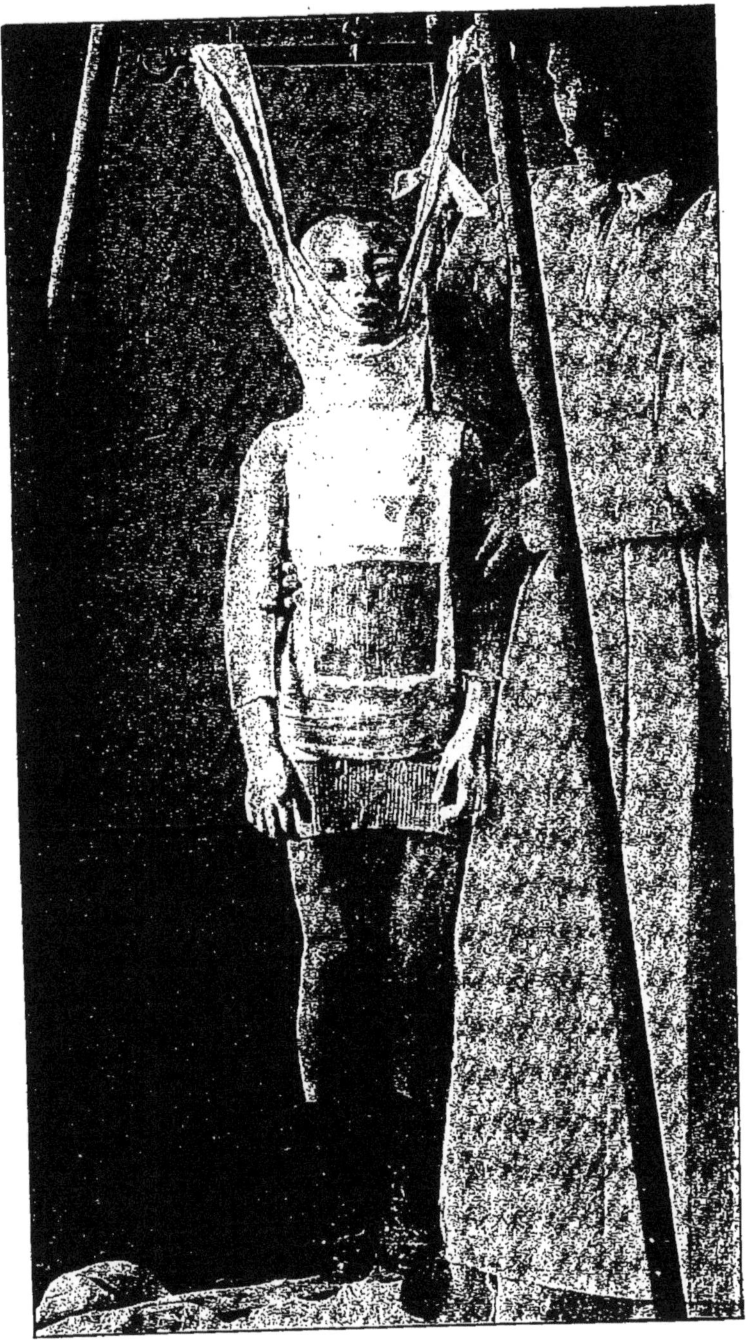

Fig. IV. — Le même enfant. — Toujours sous chloroforme. — Le corset est dégrossi ; on lui a fait une fenêtre ventrale et dégagé la tête. — L'appareil, comme on peut le voir, descend très bas, jusqu'à la racine de la verge, en avant.

et on la retire avec grand soin: si elle offre quelque résistance en arrière il vaut mieux la laisser en la coupant au ras de l'appareil que risquer de le détériorer. Le chef antérieur sera toujours facile à enlever. La tête passe ainsi dans un ovale et toute sa partie supérieure est libre. Elle n'a de jeu que pour l'ouverture de la bouche, 3 centimètres environ. Ces mouvements doivent se perdre dans l'articulation du crâne avec l'atlas et encore sont-ils très limités. Cette façon de prendre la tête est infiniment supérieure à celle dont on se sert dans la minerve, où l'enfant arrive au bout de quelque temps à l'énucler du capuchon qui la recouvre. En outre la mise de la tête dans le plâtre est fort désagréable pour les malades et occasionnent souvent des maux de tête intolérables et des éruptions eczémateuses. Les enfants mis dans l'appareil que je viens d'indiquer peuvent très bien marcher et jouer sans encourir aucun risque de gibbosité. Il faut couper également ce qui est superflu à la racine de l'épaule, et veiller à ce que le creux de l'aiselle soit bien dégagé. L'appareil est ensuite libéré dans le bas, de façon qu'il arrive au pubis et le recouvre; il sera légèrement échancré au niveau des grands trochanters et descendra en arrière, à 3 centimètres environ au-dessus du coccyx. Avec un tel appareil, comme cela a lieu dans le corset de Sayre, la respiration est périnéale. Le périnée est animé de mouvements d'abaissement et d'élévation synchrones avec ceux du diaphragme ; vient-on à le comprimer, il y a aussitôt gêne respiratoire et suffocation. La plupart des enfants supportent très bien ce corset, mais parfois ils sont un peu oppressés après le repas. Pour obvier à cet inconvénient, Sayre plaçait un tamponnet de ouate sur le ventre avant l'application des bandes et le retirait ensuite. Je crois de meilleur pratique d'enlever, comme le montre mes photographies, un carré de l'appareil plâtré à la partie antérieure de l'abdomen en laissant toutefois le jersey pour maintenir la paroi abdominale. Cette fenêtre digestive et respiratoire facilite ces deux fonctions et ne diminue en rien la bonne contention du rachis.

Le couteau dont on se servira pour terminer l'appareil devra avoir une mince lame et être assez tranchant, si non la section de l'appareil serait mâchonnée; l'enfant n'aura jamais la moindre éraflure si l'on y prend garde.

Il n'est pas nécessaire d'ôter le bas du jersey, il sert de chemisette à l'enfant, on peut également laisser les manches.

Le malade peut marcher avec cet appareil et se livrer en partie aux jeux de son âge. S'il a été fait selon les principes que je viens d'indiquer, il est mathématiquement impossible au rachis de se dévier. Si la gibbosité n'est pas tout à fait réduite à l'application du premier appareil, lors de son ablation, deux ou trois mois après on aura souvent l'agréable surprise de la voir complètement disparue. Cet appareil immobilise si bien le rachis que l'on peut sans crainte faire marcher les malades.

L'on m'objectera peut-être que les mouvements du bassin vont retentir sur l'articulation lombo-sacrée et par suite sur les autres vertèbres. Je ferai remarquer que ce corset descend très bas et qu'il immobilise presque totalement le bassin. Les mouvements dont celui-ci est passible sont si limités que l'on peut parfaitement en faire abstraction.

Avant de terminer l'appareil, alors qu'il y a encore deux ou trois couches de bandes à appliquer, on peut rabattre le bas du jersey sur l'appareil en le coupant, de façon qu'il n'y ait que 4 à 5 centimètres de rabattus et passer par-dessus les tours de bandes qui restent à appliquer. On pourra faire de même aux épaules en coupant les manches, et si l'on a eu soin de prendre un jersey bien étoffé au cou, on pourra en cet endroit également le rabattre sur le plâtre si l'on fait un simple corset.

Avec un tel appareil le corps de l'enfant n'a aucun contact avec le plâtre, il en est partout séparé par du tissu. L'appareil est plus joli. Pour accomplir ce petit tour de force, il faut une grande habitude, et si l'on n'est pas sûr de pouvoir arrêter le corset aux endroits voulus, il vaut mieux l'achever en enlevant le plâtre superflu, comme je l'ai indiqué plus haut.

Dans quel cas doit-on appliquer l'appareil d'immobilisation totale? Il est prudent de faire le grand appareil pour les gibbosités supérieures à la quatrième dorsale. Pour les maux de Pott cervicaux et cervico-dorsaux; en un mot, quant aux autres le corset suffit à les maintenir.

Si l'appareil a été bien fait, quand on l'enlèvera au bout de 2 à 3 mois, on ne devra trouver aucun pli à son intérieur.

On m'objectera peut-être que ce corset est un tour de force, qu'on peut réaliser une fois, mais qú'il est impossible de réussir constamment? Nullement, il suffit de *vouloir* le faire bien pour y arriver. L'orthopédie n'est pas innée, et, comme toutes les branches de la médecine, elle est à la fois une science et un art, c'est ce que l'on oublie trop souvent. Il y aura toujours de par le monde des savetiers et d'habiles cordonniers. En médecine, il faut viser haut, et tout ce que l'on entreprend doit friser la perfection lorsqu'elle est réalisable.

Je ne veux point énumérer les avantages de ces corsets plâtrés, ce sont les seuls capables de *conduire un mal de Pott à la guérison sans gibbosité.*

Inconvénients des appareils plâtrés.

Ils empêchent de veiller à l'apparition des abcès qui peuvent s'ouvrir spontanément et s'infecter. A cela je répondrai : la fenêtre ventrale permet en partie de surveiller les fosses iliaques, de plus comme il n'y a pas de ouate pour étancher le pus, l'appareil serait vite souillé et l'on pourrait arriver à temps et traiter soigneusement l'abcès avant qu'il ne soit infecté? L'orifice de la fistule touché à l'acide lactique au 1/20 ou au chlorure de zinc au 1/10 pourrait parfois se fermer rapidement. Mais il ne faut guère y compter.

L'abcès froid a une évolution lente, et avant de construire un appareil il faut s'assurer qu'il n'y en a pas en formation. Si l'on a des craintes d'ouverture, il est loisible d'enlever le corset tous les deux mois, et sur les 300 cas que j'ai observés, je n'ai vu cet accident se produire qu'une fois. (Obs. XXV).

Ils occasionnent des escarres? — Oui, entre des mains inhabiles ou pressées. Avec cet appareil bien fait, il ne doit jamais y avoir d'escarre, si cet accident arrive, il est dû à ce que le redressement n'a pas été complet; il s'est produit au niveau de l'apophyse épineuse culminante un peu de compression, et une légère ulcération de la peau qui la recouvre. Pendant 15 jours, cette petite ulcération sécrète, le pus ne peut s'écouler, il fermente, sent mauvais et souille le plâtre qui présente extérieurement une tache noirâtre. Pour arriver sur la plaie, on découpe, en prenant pour centre la partie souillée, un petit rectangle vertical, long de 2 centimètres et large de 1 centimètre à section nette et perpendiculaire à l'appareil. La plaie mise à nu, on est étonné de son insignifiance. Le pansement se fait à l'aide d'un petit carré de gaze stérilisée que l'on passe soigneusement avec un stylet sous les bords de la petite fenêtre que l'on a pratiquée. La plaie est généralement guérie en moins de 8 jours; on ôte alors le pansement, on remet un nouveau carré de gaze stérilisée de plusieurs épaisseurs et on refait le plâtre en plaçant dans l'ouverture un peu de tarlatane effilochée et trempée dans la bouillie plâtrée.

Si l'opérateur n'a pas obtenu une réduction complète, ou qu'il veuille seulement arrêter l'évolution d'une gibbosité, pour éviter l'escarre, il lui suffit de placer au niveau de la gibbosité un carré de corn-plaster ou de filz, qu'il aura soin d'échancrer pour laisser passer les apophyses saillantes.

Ils gênent les fonctions respiratoires et digestives? — Si l'on a eu soin de faire une fenêtre et de ne pas construire un appareil constricteur, l'enfant respirera très librement et ses fonctions digestives ne seront nullement troublées.

La respiration cutanée est entravée? — Pas complètement, le plâtre est poreux, la fenêtre ventrale permet l'accès de l'air sous l'appareil. Cet argument a vraiment peu de valeur, et de deux maux il faut choisir le moindre.

Ils empêchent le traitement des abcès. — En aucune façon, il suffit de placer, à l'exemple de Sayre, au niveau de l'endroit à ponctionner une lame de carton qu'on traverse avec une épingle d'acier, longue et aigue, la pointe en dehors. En enroulant les bandes plâtrées, on les fait traverser par l'épingle, et celle-ci une fois l'appareil construit, indique sûrement au chirurgien le point où il faut pratiquer une fenêtre. Si l'on a eu soin de recouvrir d'un morceau de taffetas assez large l'endroit à ponctionner, on pourra, après avoir fait une fenêtre, le découper en étoile du centre à la périphérie, en rabattre et coller les morceaux sur l'appareil; cette petite précaution empêchera que le corset ne soit souillé pendant les différents temps nécessités par la ponction. Celle-ci achevée, un pansement est appliqué sur l'orifice ponctionné et quelques tours de bandes de tartalane le fixent.

L'appareil est mal supporté par la peau de certains enfants? — Cela est vrai, mais le fait est si rare qu'il ne faut pas trop s'en préoccuper, en faisant des corsets plus fréquents et en ayant soin d'enduire fortement de vaseline le corps de l'enfant, ce petit accident disparaîtra. La ouate donne plus que le jersey lieu à des éruptions eczémateuses. Il ne faut pas ôter pour toujours l'appareil, de gaieté de cœur, à un enfant qui présente une éruption, il faut lutter, s'acharner et souvent on aura raison de ces troubles cutanés et j'estime que s'il y a 1 pour 100 des malades dont la peau ne puisse pas s'habituer au corset, c'est un maximum.

Chez les petits enfants l'appareil est vite souillé et ramolli? — Je ferai observer que le mal de Pott est rare avant 3 ans, et qu'à cet âge on peut toujours arriver à tenir les enfants propres.

Il est très rare, si l'entourage y met un peu de bonne volonté, que ce soit un obstacle au traitement. Si le médecin ne peut obtenir la propreté de l'enfant, il court à un échec certain.

CHAPITRE III

Premier cas

ENFANT ATTEINT DE MAL DE POTT AU DÉBUT

L'immobilisation s'impose. — Les appareils plâtrés seuls peuvent la réaliser. — S'il y a une légère gibbosité, la réduire. — De la conduite à tenir après l'opération. — Du renouvellement des corsets. — Période des appareils amovibles.

A. — IMMOBILISATION EN BONNE POSITION

Si l'enfant est amené au début de sa maladie, alors qu'il n'y a pas encore de gibbosité, ou seulement ce que les mères appellent un nœud, c'est-à-dire une légère saillie d'une apophyse épineuse, la règle de conduite à tenir n'est pas douteuse; il faut immobiliser le malade, et pour arriver à ce résultat il n'existe qu'un seul moyen : l'appareil plâtré. Tous les autres procédés employés comme moyen d'immobilisation dans le mal de Pott sont illusoires et incapables de la réaliser. J'ai vu, et tous ceux qui s'occupent d'orthopédie ont également vu des enfants à gibbosité énorme et le nombre en est légion qui ont été immobilisés, sur la planche de Lannelongue, le lit plâtré de Lorenz, ou avec les corsets en cuir et même les défectueux corsets plâtrés que l'on a l'habitude de faire.

Le diagnostic posé, il n'y a pas d'hésitation à avoir, l'immobilisation de l'enfant s'impose, et pour la réaliser il est absolument nécessaire d'appliquer un corset assurant une immobilisation parfaite. Il sera fait dans la suspension, l'enfant ne touchera pas terre et n'aura aucun soutien sous l'aisselle, soutien qui n'a d'autre effet que d'amener des compressions nerveuses parfois graves du plexus brachial, et en remontant l'épaule de forcer l'opérateur à faire un corset défectueux.

L'enfant sera suspendu pendant 10 minutes au moins avant l'application des premiers tours de bande. Il faut attendre en effet la fatigue musculaire pour obtenir un relâchement complet de la contracture qui occasionne pour une grande part, au début, la gibbosité, alors qu'il n'y a encore aucune destruction osseuse proprement dite. Il est de toute importance que le premier corset soit bien fait, et si l'enfant se tient mal, est indocile ou présente une légère saillie apophysaire, je n'*hésite jamais* à recourir au chloroforme. Beaucoup de petits malades se cambrent dans la suspension, le bassin est fléchi en arrière, et ils présentent une lordose lombaire qu'il serait très mauvais de saisir dans le plâtre.

Je n'insiste pas sur les détails particuliers de la construction de l'appareil, je les ai indiqués dans un précédent chapitre.

S'il existe une légère saillie vertébrale, il suffira le plus souvent, pour arriver à la réduire, d'embrasser le bassin avec le bras gauche, par exemple, et d'exercer une pression continue et graduellement croissante sur la gibbosité, en prenant point d'appui pour la pression, de chaque côté de l'apophyse épineuse saillante sur les lames vertébrales correspondantes, avec le pouce et l'index droit. On évitera de la sorte la contusion de la peau qui recouvre l'apophyse proéminente. Cette manœuvre tend, somme toute, à transformer la cyphose en lordose (fig. VI).

Dès que l'on sera arrivé à la rectification complète du rachis, il sera facile d'appliquer un corset plâtré, qui fixera le corps de l'enfant dans sa nouvelle position normale. L'appareil bien pris et parfaitement sec et dur, retirer l'enfant de la suspension et finir le corset comme je l'ai indiqué précédemment.

Il est des cas, rares il est vrai, où la suspension ne suffit pas à vaincre la contracture musculaire. Il s'agit souvent alors de tuberculose floride généralisée à plusieurs vertèbres; le dos est arrondi plutôt que véritablement gibbeux, il n'y a pas cette saillie angulaire si nette qui résulte de la carie d'une seule vertèbre. Pour ces cas il est le plus souvent nécessaire de recourir au chloroforme, qui peut être commencé directement dans la suspension, en ayant soin de maintenir l'enfant solidement pour empêcher qu'il ne traumatise trop son rachis. Je crois de bonne technique de recourir systématiquement au chloroforme pour l'application du premier corset si l'on a à cœur de faire de la bonne besogne. Pour les médecins peu habitués à ce genre de narcose, il est plus prudent de commencer par endormir le malade dans la position horizontale et de le placer dans la suspension dès qu'il dort. Ces cas à grande contracture de défense, sont généralement assez graves et font craindre même avec un traumatisme léger l'apparition d'une méningite ou d'une tuberculose généralisée. Je me souviens avoir observé un petit malade gibbeux depuis très peu de temps, mourir en 3 ou 4 jours de généralisation après le redressement.

S'il y a une gibbosité angulaire et légère qui semble difficile à réduire dans la suspension simple, il faudra comme précédemment employer le chloroforme, et procéder à des manœuvres de réduction, mais dans le premier cas, pour les raisons que j'ai données, il faut être d'une très grande prudence. Le chloroforme a l'immense avantage de diminuer le traumatisme nécessité par la réduction.

B. — TRAITEMENT ULTÉRIEUR

Je ne reviens pas sur l'importance du traitement général, j'en ai fait l'objet du premier chapitre; mais je ne saurais trop insister sur la nécessité de s'enquérir et diriger l'alimentation, de veiller à l'hygiène du petit malade. Le chirurgien se fera présenter l'enfant toutes les semaines pendant le premier mois qui suivra l'opération; il cherchera à dépister une escarre commençante et notera les diverses particularités que présentera l'enfant, il veillera à ce que le plâtre ne le blesse pas. Il ne doit pas craindre de perdre sa dignité en entrant dans le détail de tous les petits ennuis qui peuvent surgir, et y parant de son mieux. Le rythme respiratoire, l'état du pouls et de l'appareil gastro-intestinal, seront l'objet de tous nos soins. Si l'enfant est oppressé, l'hématose se fait mal et le corset est sans nul doute constricteur, il s'est glissé une faute durant la construction ; il ne faut pas hésiter alors à l'enlever. Si pendant le premier mois l'appareil est bien supporté, l'enfant peut n'être plus visité que tous les mois. La durée du port du premier corset est de 3 mois. Si l'appareil se brise, il faut immédiatement le remplacer, sinon la gibbosité se reproduit, presse sur le corset et la peau qui la recouvre forme escarre. Si le chirurgien laisse se produire une escarre dont la guérison demande plus de 8 jours, il ne doit s'*en prendre qu'à lui-même*. L'enfant n'a pas été suffisamment examiné la première semaine qui a suivi l'opération.

Cette période écoulée, quelle conduite tenir ? Le corset est coupé sur les côtés, dans la direction des lignes axillaires. On peut, avant de le retirer, placer l'enfant dans la suspension et ne faire qu'alors seulement son ablation définitive et procéder à la toilette du corps. Il faut enlever le corset aussi prudemment que possible ; obtenir l'immobilité de l'enfant et vérifier si les fosses iliaques sont saines, s'il n'y a point trace d'abcès là ou dans un autre endroit. Si le premier corset a été bien conditionné l'on sera agréablement surpris de la rectitude parfaite dans laquelle se trouve la colonne vertébrale. L'appareil enlevé, frotter le corps de l'enfant avec de la vaseline, pour ôter les parties d'épiderme concrétées qui recouvrent le corps et lui forme un revêtement graisseux. Cela fait, remettre à l'enfant un jersey neuf et lui appliquer un nouveau corset plâtré.

Au bout de trois mois le corset sera enlevé à nouveau, avec les mêmes précautions que la première fois, et un nouvel appareil sera fait. Pour ne point trop le fatiguer, il sera bon de faire l'appareil très léger et, si le plâtre employé est de bonne qualité, quelques bandes plâtrées suffiront à donner un corset de marche à la fois léger et solide ; il sera bon de le renforcer avec deux attelles latérales et une postérieure (attelles en bois de placage).

Nous voilà donc arrivés au neuvième mois de la maladie ; si les choses se sont bien passées, et qu'il n'y ait pas eu d'abcès, on peut estimer que la lésion évolue vers la guérison. Mais par mesure de précaution, il est sage de faire porter à l'enfant pour une nouvelle période trimestrielle un corset inamovible.

Après le douzième mois le malade est regardé comme guéri, mais il serait fort dangereux de cesser complètement l'immobilisation et de permettre aux enfants la marche sans appareil. Il ne faut arriver que très progressivement à la suppression totale du corset plâtré, et j'estime que pour ne pas avoir de déboires, une année entière ne sera point trop.

J'ai parlé d'une année comme temps moyen d'immobilisation complète ; il est bien évident que cela ne correspond pas à une limite mathématique fixe et immuable, c'est une moyenne qui pourra être tantôt diminuée, mais souvent augmentée, cela sera affaire d'appréciation de la part du chirurgien. Mais dans le doute, il sera préférable de pécher plutôt par excès de prudence. Les tuberculoses sont des maladies dont la guérison est à longue échéance, et pour en connaître l'évolution, il est nécessaire de suivre les malades fort longtemps. Lors donc que l'on aura acquis la présomption que la lésion tuberculeuse est guérie ou sur le point de l'être, le malade pourra entrer dans la période des corsets amovibles si désirés et réclamés par les familles.

Les corsets amovibles offrent aux yeux des parents cet immense avantage qu'ils peuvent être enlevés pour la toilette de l'enfant.—Quelque bien faits qu'ils soient, l'immobilité ne peut y être aussi complète qu'avec le plâtre. Aussi serait-il très dangereux de les appliquer au début de la maladie. Il est vrai qu'avec eux on peut visiter l'enfant quand on veut, mais au début il serait fort imprudent de se livrer à de fréquents examens du rachis. Donc au bout de la première année il est permis de placer l'enfant dans un corset amovible, corset qui sera peu à peu retiré une nuit la semaine, puis deux fois, puis trois, et arriver en allant progressivement à ne le laisser que le jour; ce résultat doit être acquis le quinzième mois. Puis le corset sera refait de trois mois en trois mois pour n'être complètement enlevé qu'au dix-huitième mois, même par prudence au bout de la deuxième année.

J'ai pris comme exemple un cas favorable. Mais même dans ceux qui paraîtront bénins, il faudra plutôt pécher par excès de prudence si l'on ne veut point s'exposer à de désagréables surprises.

Dès qu'on a inauguré l'ère des corsets amovibles, il faut redoubler de soin et d'attention, examiner souvent l'enfant pour s'assurer qu'il ne souffre pas et que sa gibbosité n'a aucune tendance à reparaître.

Au moindre symptôme alarmant reprendre immédiatement le corset plâtré et retarder de trois mois et plus la prise d'un nouvel appareil amovible.

Si l'enfant supporte bien son corset, il faudra user de tous les moyens capables de remonter son état général : bains salés, douches, frictions, etc., ainsi que je l'ai indiqué dans un précédent chapitre.

Du choix d'un corset amovible.

Le plâtre n'est pas la substance exclusivement employée pour la préparation des corsets amovibles. On peut le remplacer avantageusement par le silicate, le cuir moulé, la celluloïde, l'aluminium, le feutre plastique. Pour ces quatre dernières matières, il est nécessaire de faire d'abord un corset plâtré et de procéder ensuite après ablation à son remplissage par le plâtre, de façon à avoir un moule du corps, et sur ce contre-moule l'un des quatre corsets précédents sera fait.

Le corset en celluloïde assez facile à faire est très en honneur en Allemagne, d'une très grande solidité et d'une légèreté surprenante. Les deux autres corsets nécessitent un outillage un peu spécial.

Mais le plâtre, pour qui craint mal faire ou est peu expert dans la construction des appareils est encore la substance de choix.

Il suffira pour l'alléger de mettre moins de bandes et de le consolider latéralement et à la partie postérieure avec de petites attelles en bois.

Le corps pour l'application de ces corsets ne devra être recouvert que d'un jersey. Dès que le plâtre est bien pris, il faut le sectionner avec soin sur l'un des côtés latéraux, sur la direction d'une ligne allant de la ligne axillaire moyenne à l'épine iliaque antérieure et supérieure. L'appareil enlevé, il faut attendre quelques jours pour être certain qu'il ne se ramollira pas avant de le donner à un ouvrier qui le garnira à l'intérieur et placera sur le côté des agrafes qui permettront de le lacer sur le corps de l'enfant. Comme pour les corsets inamovibles, il sera bon de pratiquer une fenêtre ventrale sur l'appareil afin de permettre le libre jeu du diaphragme et de l'intestin.

Si l'on a l'occasion de faire beaucoup d'orthopédie, on pourra avec fruit s'exercer à la fabrication des corsets en celluloïde, si légers et si solides. Sur eux comme sur les corsets plâtrés, il sera possible de pratiquer des fenêtres à la partie ventrale de l'appareil.

Quelque soit le genre d'appareil auquel on s'adresse, l'enfant *ne doit jamais souffrir à n'importe quelle période de la maladie*. S'il souffre c'est que le corset a été mal construit ; dans ce cas, il ne faut pas tarder à le remplacer.

L'application de l'appareil sera toujours faite dans la suspension de Sayre. Il est donc nécessaire que les malades possèdent cet appareil, s'ils ne sont pas dans un hôpital.

Appareil en silicate.

On peut faire des excellents appareils amovibles en silicate. Au lieu de les construire directement sur l'enfant, et de les y laisser sécher, ce qui est une technique défectueuse, parce que l'appareil met très longtemps à sécher et se déforme, on fait un contre-moule en plâtre. Voici la technique à employer. On applique directement sur le corps de l'enfant qui est recouvert de vaseline, un corset en plâtre soigneusement fait, et à prise rapide ; l'appareil est fait dans la suspension. Pour le retirer on le coupe sur le côté au niveau de la ligne axillaire moyenne, et sur l'épaule dans la même direction, de la base du cou au moignon de l'épaule. Si l'on fait un appareil complet, on a eu le soin de le couper à sa partie supérieure de l'occiput au menton, comme on le fait lorsqu'il s'agit d'un appareil plâtré, sinon l'ablation en serait impossible. Dans ce cas, la section de l'appareil au-dessus de l'épaule se fait de celle-ci à l'oreille. On écarte les bords de l'appareil aux endroits qui ont été coupés, et on le retire très soigneusement du corps de l'enfant.

L'appareil enlevé, on en rapproche les bords que l'on réunit avec une bande de plâtre qui passe autour du corset. On passe un bâton dans l'axe de ce corset, dont on remplit l'intérieur de plâtre gâché et de débris d'appareils plâtrés coupés en morceaux. On obtient ainsi un contre-moule du corps. Le bâton qui a été placé dans l'axe du corset sert à le soulever et à le manier. Pour que ce contre-moule ne soit pas adhérent au corset qui a servi à le faire, on fera bien d'enduire celui-ci d'un corps gras.

Sur ce contre-moule on appliquera des bandes de toiles de 3 à 4 centimètres de largeur roulées et bien imprégnées de silicate de potasse. La technique de la construction est en tout point semblable à celle qui préside à la construction des appareils plâtrés inamovibles. Seulement il est préférable, au niveau où l'on doit faire des renversés, de couper les bandes. Dans le grand appareil, au lieu d'attelles, on pourra placer en avant du cou et sur la nuque de longues bandes verticales de toile silicatée. Il sera bon de renforcer ces corsets, durant leur construction avec quelques attelles en bois de placage ou en zinc très mince de 2 à 3 centimètres de largeur. Lorsque l'appareil est terminé on le fait sécher dans un lieu bien chaud, ce qui demande 2 jours, et lorsqu'il est sec on le coupe, s'il s'agit d'un grand appareil, de l'oreille à l'articulation acromio-claviculaire en haut, si c'est un corset simple de cette articulation à la partie latérale du cou et en bas, à partir de l'aisselle jusqu'à la partie inférieure du corset dans la direction de la ligne axillaire moyenne.

On fait une fenêtre ventrale, et on dégrossit l'appareil comme s'il s'agissait d'un corset plâtré et il ne reste plus qu'à le garnir intérieurement de peau très fine ou de toile et de faire placer des agrafes tout le long du bord qui est coupé, un cordonnet permettra plus tard de le serrer sur le corps de l'enfant.

Il est une petite précaution qu'il sera bon de prendre ; c'est d'attendre que le contre-moule soit un peu séché avant d'y appliquer le silicate. Ces appareils en silicate peuvent être très légers, ils sont très appréciés des malades.

Je rejette absolument *l'emploi des corsets dits orthopédiques* que construisent les fabricants d'instruments. Ils ne maintiennent pas suffisamment et le nombre des enfants qui en ont porté et se sont déviés quand même est légion. Leur pression est limitée en certains endroits, souvent sur la gibbosité, et le corps peut se dérober aux parties libres du corset, de plus ils coûtent fort cher, et les parents hésitent à les faire remplacer lorsque cela est nécessaire.

Le corset inamovible en plâtre, le corset des pauvres, est encore le seul qui vaille quelque chose et avec lequel on soit certain d'arrêter l'évolution des gibbosités.

CHAPITRE IV

Deuxième cas.

MALADE A GIBBOSITÉ RÉDUCTIBLE ET SANS ABCÈS

On ne peut pas dire de prime abord si une gibbosité sera réductible. — La réduction manuelle est la méthode de choix. — Réduction et application de l'appareil dans la suspension. — De la force à employer. — Procédé de l'auteur. — Procédé de Calot, ses inconvénients.

Accidents opératoires. — Craquements produits par la réduction. — Luxation d'un arc postérieur. — Gravité opératoire variable suivant les régions.

Accidents post-opératoires immédiats. — Asphyxie. — Fièvre. — Paralysie, escarre (symptômes révélateurs et complications). — Généralisation précoce et tardive. — Rupture de l'abcès.

Apparition d'un abcès dans le cours du traitement.

Conduite à tenir après l'opération. — Les malades doivent marcher. — Du renouvellement des corsets.

Dans l'examen de notre premier cas, nous avons considéré le petit malade atteint d'un mal de Pott au début, et ne présentant pas de gibbosité, ou du moins une simple saillie apophysaire facilement réductible par la suspension seule, sans être obligé de recourir à la chloroformisation.

Cette technique si simple va se compliquer un peu si l'enfant est atteint d'une gibbosité prononcée. Il faut, dans ce cas, scinder les indications en deux grandes classes, suivant que le malade est porteur ou non d'abcès nettement palpables et faciles à déterminer par l'examen manuel.

Examinons le premier de ces cas. Tout malade atteint de carie vertébrale tuberculeuse est porteur d'abcès froid ; j'entends par gibbosité sans abcès un malade dont l'abcès est difficile à trouver et difficilement accessible, de plus, je présume que l'examen a été fait sans le secours de l'anesthésie.

Ces dernières années, on a créé une distinction entre les maux de Pott à gibbosité ankylosée et non ankylosée; cela ne répond à aucun type clinique et lorsqu'on se trouve en présence du malade, il est souvent impossible de dire *a priori* si oui ou non il y a ankylose. L'ancienneté de la maladie n'est du reste d'aucun secours, tel cas ancien n'est pas ankylosé, tel autre beaucoup moins vieux peut l'être.

Je crois qu'il est bien plus logique de diviser les malades en deux grandes catégories :

a) *Les gibbosités réductibles ;*

b) *Les gibbosités irréductibles.*

Peut-on, par le simple examen du malade, savoir auquel de ces deux cas l'on a affaire. Je ne le crois pas, il ne peut y avoir que des présomptions. Il n'est qu'un seul moyen de s'en assurer ; c'est l'essai de la réduction sous chloroforme. Il faut donc se préparer chaque fois que l'on fait cet examen à construire un appareil comme si la réduction devait être complète.

On ne doit jamais faire subir à son malade des manœuvres inutiles de réduction. Il ne faut pas badiner avec la tuberculose ; chaque fois qu'une manœuvre de force quelle qu'elle soit est exercée sur un rachis tuberculeux, il faut en faire séance tenante l'immobilisation dans un corset plâtré et exiger le repos au lit de l'enfant pendant plusieurs jours. Des cas irréductibles, je ne parlerai pas ici. Ils seront l'objet d'un chapitre spécial.

Mais je tiens à dire par anticipation que l'ankylose est bien souvent due à la soudure des lames postérieures.

L'ankylose de vertèbre à vertèbre ne se voit que dans les gibbosités très anciennes. La soudure lamellaire est généralement partielle, pendant les 2 ou 4 premières années et sa rupture en est facile.

I. — MÉTHODES DE RÉDUCTION

Supposons donc que nous ayons affaire à une gibbosité réductible. Avant de procéder au redressement il faut s'assurer que l'enfant n'est atteint d'aucune affection thoracique, pour ne pas avoir de surprise désagréable et s'exposer à enlever le corset quelques jours après l'opération. Si le malade n'est pas immobilisé dans un corset plâtré, il devra l'être au moins 4 à 5 jours avant l'opération. Il est prudent de l'habituer avant le redressement à supporter l'appareil. Celui-ci est fait à blanc, avant toute tentation de réduction, ne devant rester en place que 5 jours, quelques tours de bandes platrées suffisent. On peut interposer un peu de ouate entre le corps de l'enfant et l'appareil, la perfection de ce corset n'a aucune importance, puisqu'il n'a qu'un but, essayer l'accoutumance du sujet à l'appareil.

L'opération comprend deux temps : la réduction et l'immobilisation. Je vais examiner différents procédés en disant toutefois que le procédé tête haute, dans la suspension de Sayre, procédé dont je revendique la paternité, me semble être le procédé de choix, il est facile et nécessite peu d'aides.

De l'emploi des machines dans la réduction. — J'ai vu différentes machines employées dans la réduction des maux de Pott (machines de Mathieu, de Schede). Je les condamne absolument, il est très dangereux de les employer, et celle de Mathieu, faite spécialement pour Calot n'a été employée par cet auteur que dans les scolioses.

On fait de la mauvaise besogne, brutale, et qui ne réalise pas le but proposé ; elle complique, loin de le diminuer, le manuel opératoire. Il faut toujours longtemps pour attacher les bras, les jambes, la tête, etc., et régler les différentes tractions.

Je condamne du reste la traction comme néfaste, elle allonge la colonne vertébrale, et la réduction de la bosse aidant, favorise la rupture de l'abcès — *qui est étiré au maximum.* — Mesnard, en opérant sur le cadavre, et appliquant à la lettre la communication de Calot à l'Académie, n'a pas manqué de produire la rupture de la poche purulente.

L'appareil se fait en 2 temps, et il est matériellement impossible d'appliquer dans la position horizontale un corset convenable. Les tractions sur les bras remontent les épaules, le corps et le thorax sont étirés, et un corset sans ouate appliqué dans cette position ne serait certainement pas supporté. L'appareil ne s'adapte que très grossièrement aux diverses parties du corps.

La méthode ingénieuse de M. Levassort est passible des mêmes reproches. L'appareil terminé, l'enfant semble avoir la tête dans le cou, de plus au point de vue statique c'est une position antiphysiologique, on marche non sur la tête, mais sur les pieds.

Le corset pour être un appareil orthopédique doit fixer le corps de l'enfant dans sa position normale ; c'est ce que je crois avoir réalisé dans le procédé suivant.

A. — PROCÉDÉ DE L'AUTEUR

On peut se passer de la chloroformisation, mais je conseille, à moins de contre-indications, de toujours y recourir; le traumatisme est diminué et la contracture musculaire instinctive et de défense est supprimée, et ce n'est pas un facteur négligeable. La chloroformisation peut être commencée sur la table d'opération dans le décubitus dorsal ; on a soin de maintenir l'enfant pour qu'il ne traumatise point son rachis. Le malade bien en résolution est porté dans la suspension, rien de plus facile et de moins dangereux, j'ai fait suspendre ainsi un grand nombre d'enfants et jamais je n'ai vu d'accidents se produire. Il suffit d'avoir fait cela une fois pour se rendre compte de sa facilité et de son innocuité parfaite. Les seuls inconvénients que l'on peut craindre comme dans toute chloroformisation sont les vomissements du début; la suspension ne les empêche nullement et, pour éviter que ceux du réveil ne souillent l'appareil, une serviette passée autour du cou de l'enfant obvie parfaitement à ce petit ennui. Du reste, si le chloroforme est bien donné, les enfants ne vomissent jamais durant la construction de l'appareil. Le chloroforme doit être donné à petites doses, et à intervalles régulièrement espacés. La narcose ne doit pas être très profonde, on veillera à ce que le malade conserve toujours très nettement le réflexe oculaire. Les accidents qui se produisent sont toujours imputables au chloroformisateur.

1er *temps, réduction.* — La suspensien est totale, l'enfant est complètement soulevé de terre, et l'emploi des brassières axillaires est inutile.

L'extension est faite par le seul poids du corps. La suspension et la chloroformisation réduisent souvent des trois quarts la

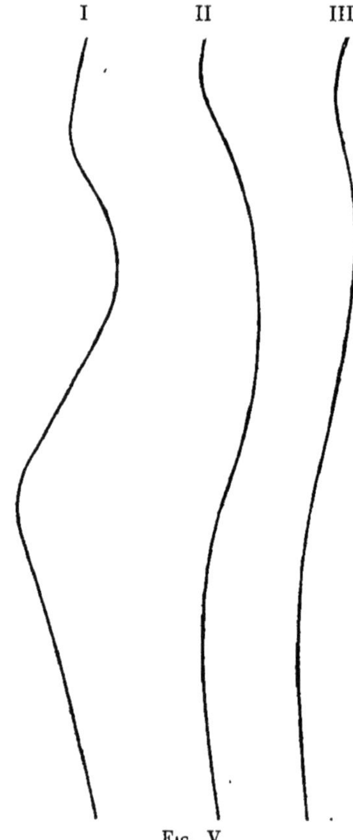

Fig. V

I. Gibbosité dorsale d'un enfant de 3 ans, bossu depuis 1 an avant la réduction.

II. Le même, suspendu et en résolution chloroformique, la gibbosité est presque disparue.

III. Le même, après réduction, on voit que la chloroformisation seule avait donné un redressement à peu près complet.

gibbosité. Sayre pour se rendre compte de ce fait, moule exactement la gibbosité au moyen d'un ruban de plomb appliqué sur la crête épinière. Il reprend un second moule pendant la suspension. Les deux lignes sont reportées sur le papier et l'on peut voir le changement produit dans la déviation rachidienne sans que cependant la gibbosité elle-même soit modifiée. Les figures 210 et 212 de son traité sont très démonstratives.

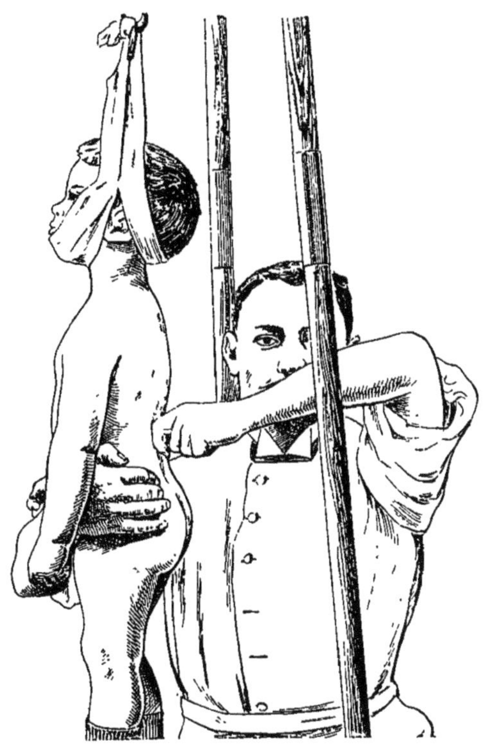

Fig. VI. — 1. Enfant dans la suspension de Sayre. — La suspension est complète, sans brassières axillaires. — Essai de réduction pour une gibbosité lombaire. — Un aide non figuré tire très légèrement sur les pieds de l'enfant.

Le schéma ci-dessus figuré et pris avec le ruban de plomb, montre la courbure du rachis aux différents temps de l'opération et prouve que la chloroformisation aidée de la suspension avait réduit à peu près complètement la gibbosité. La suspension modifie surtout la courbure de défense, et celle-ci contribue à former au moins, surtout dans les cas récents, les trois quarts de la déviation.

Les différents préparatifs achevés, le moment de faire la réduction est arrivé et, si la gibbosité n'est pas trop ancienne, on peut essayer de la faire seul. Cela est d'autant plus facile

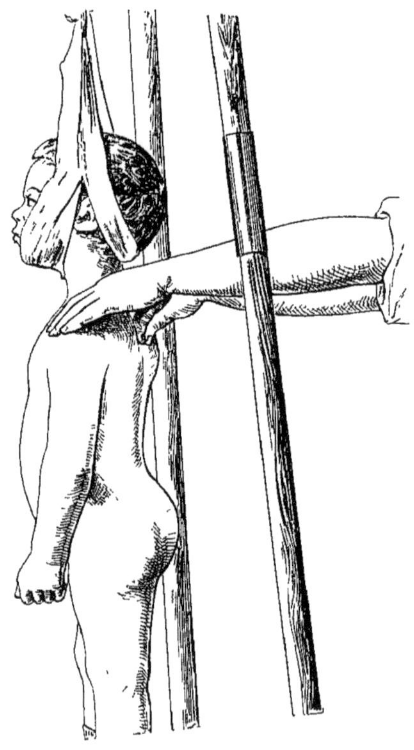

Fig. VII. — II. Essai de réduction d'une gibbosité dorsale supérieure. L'enfant est chloroformisé et suspendu avec la mentonnière en toile. — Un aide non figuré tire légèrement sur les pieds.

que l'enfant est moins âgé et la saillie vertébrale plus bas située.

Il suffit d'entourer le bassin du bras gauche et de le fixer solidement contre le corps (fig. VI) ; de la main droite on presse sur la gibbosité en prenant point d'appui sur les lames vertébrales de chaque côté des vertèbres saillantes et embrassant celles-ci entre le pouce et l'index, la face palmaire de la première phalange du pouce d'un côté, le dos de la deuxième phalange de l'index plié à angle droit sur les deux autres sur les lames opposées. Un aide maintient les jambes, en tirant très légèrement sur elles. Si le mal de Pott est situé à une partie supérieure du rachis, cette pratique est incommode. On pourra alors employer la petite manœuvre suivante qui réussit bien souvent (fig. VII) : saisir la partie supérieure des épaules et des clavicules en avant, avec l'extrémité palmaire des doigts et presser sur la gibbosité avec les pouces ; en pressant ainsi, on peut déployer une grande force ; dans la majorité des cas la réduction sera facilement obtenue par ces moyens. La force employée doit être *doucement progressive*. On peut, si j'ose avancer ce fait paradoxal *a priori*, employer une force très grande en y mettant beaucoup de douceur, et n'occasionner pour le rachis qu'un traumatisme léger. Ce procédé permet de se rendre compte du degré de force employée.

Si ces moyens n'ont pas réussi il faut recourir à une *autre technique* ; on a 2 aides, celui qui donne le chloroforme en même temps qu'il surveillera l'enfant, le saisira par le moignon des épaules et le repoussera en arrière. Le deuxième aide maintiendra les épines iliaques qu'il repoussera également en arrière. Si le mal de Pott ne siège pas à la région lombaire, il pourra au lieu du bassin saisir entre le pouce et l'index le promontoire ou la colonne lombaire ; l'enfant en résolution rien n'est plus facile. Le chirurgien presse de chaque côté de la gibbosité saillante. *Dans l'immense majorité des cas*, il suffit d'une pression douce et peu vigoureuse pour arriver à la réduction et les techniques des figures VI et VII suffiront. Mais cela n'est pas toujours vrai et ce dernier procédé permet au chirurgien de presser de toutes ses forces, on peut si l'on veut ajouter un aide qui tirera légèrement sur les jambes. Dans les gibbosités un peu anciennes, il faut quelquefois déployer une force très grande et je me souviens du cas d'Adolphe (Obs. XV *bis*) en particulier où j'ai appuyé de toutes mes forces. Quand Calot dit dans sa première communication, j'appuie jusqu'à l'extrême limite, c'est vrai, il envisage les cas difficiles qui nécessitent une grance force, et, quand au Congrès de Moscou, il réclame la plus grande douceur, il a en vu les cas récents et faciles à réduire qu'il avait surtout faits avant cette communication. Il faut être éclectique ; aux cas qui se présenteront maintenant à nous, des manœuvres très douces suffiront. Il faut toujours commencer par cela et n'augmenter la force que si la gibbosité ne cède pas. Le malade doit bénéficier des manœuvres de forces minimum nécessaires à sa réduction.

Calot commence et opère la réduction dans la position horizontale. Cela a un avantage parce que la traction sur les bras peut se faire. Mais celle-ci peut très bien se faire dans la suspension et souvent elle est inutile. L'aide maintenant les pieds ou les jambes ne doit exercer aucune ou très peu de traction sur eux, 20 kilogrammes au plus. L'élongation ne doit guère être faite que par le poids du corps de l'enfant. Rien n'est plus désastreux que ces grandes tractions sur les membres inférieurs. J'ai vu, un moment où nous les avions essayées à Berck, les malades présenter pendant 8 à 15 jours des *températures* vespérales de 38°,5 et 39°. Il n'y a jamais eu d'accident mortel de ce fait, mais je crois cette pratique dangereuse. Adolphe, en particulier (Observ. XV *bis)* présentait ces phénomènes chaque fois qu'on le plaçait dans la suspension et que l'on tirait sur les membres inférieurs.

En somme, le procédé de choix, et que je recommande pour sa facile exécution et comme présentant le moins de danger est le procédé dans la suspension de Sayre tête haute. Il est de tous sans conteste le plus simple, il suffit de l'avoir vu exécuter une seule fois pour s'en rendre compte.

Il a pour avantage de nécessiter beaucoup moins d'aides. Et les manœuvres de force peuvent y être aussi fortes que dans tout autre.

2° *temps, application du corset.* — Il ne suffit pas de réduire, encore faut-il savoir maintenir le résultat obtenu. C'est de la bonne contention du rachis que dépend le résultat final. Tout le secret du succès est là. Il faut s'appliquer à faire un corset parfait susceptible de maintenir la nouvelle position donnée au rachis. Il n'est qu'un seul appareil qui puisse remplir ce but, c'est le corset plâtré. Son application se fera selon les indications décrites au chapitre II. Pendant toute la durée de la construction un aide maintient les pieds sur lesquels il tire légèrement. On ne doit en aucun cas serrer les bandes sur l'ancienne gibbosité, elles occasionneraient des escarres, il faut fixer, mouler ce que l'on a obtenu, si la réduction n'est pas satisfaisante, la compléter ou y revenir une autre fois, mais en aucun cas ne rien espérer du corset que la parfaite contention. La chloroformisation sera continuée jusqu'à dessiccation complète de l'appareil.

B. — PROCÉDÉ DE CALOT

1er *temps, réduction.* — La tête du malade est passée dans la mentonnière en toile dont les extrémités sont logées dans l'une des rainures de la tringle de l'appareil à suspension de Sayre. Un aide saisit cette barre à pleines mains pour faire l'extension du rachis, 2 aides tirent sur les membres inférieurs et 2 sur les bras, 2 aides maintiennent le bassin et 2 autres les clavicules, ce qui fait 10 personnes avec l'opérateur et le chloroformisateur. Le chirurgien monte sur une chaise et appuie sur la gibbosité qu'il essaie de réduire.

2e *temps, application de l'appareil.* — La correction obtenue, « le chirurgien installe un aide à sa place pour continuer pendant l'application et la dessiccation de l'appareil plâtré la pression directe qu'il exerçait et il procède à l'application de l'appareil plâtré. Pour cela, il commence par appliquer au niveau de la gibbosité des tampons d'ouate entrecroisés *qui, comprimés par les bandes plâtrées, pénétreront de force,* si je puis dire ainsi, comme un *véritable coin dans le dos,* c'est-à-dire vont continuer, dans l'appareil, la compression de l'aide. Par-dessus ces tampons et embrassant la totalité du tronc, sont passés des rouleaux de ouate. Il faut avoir soin d'appliquer une couche assez épaisse de ouate. Les bandes plâtrées sont ensuite roulées et *fortement serrées* sur la *totalité du tronc* (Calot). »

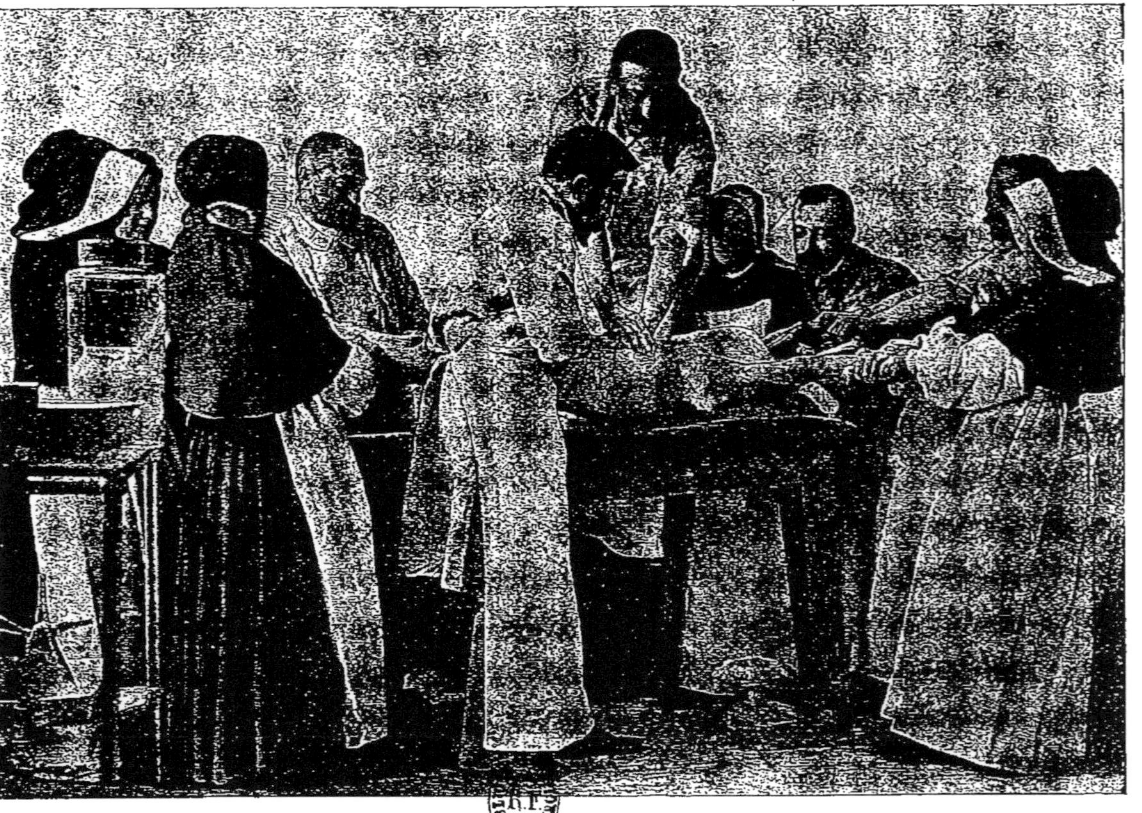

FIG. VIII. — Application de l'appareil plâtré pendant que sont continuées l'extension forcée du rachis et la *pression directe sur la gibbosité.*

Cette position est incommode lorsqu'il s'agit de faire la partie cervicale de l'appareil, il est plus facile de le construire en suspendant l'enfant dans l'appareil à suspension, en se servant de la mentonnière en toile; cette suspension de l'enfant sous chloroforme, et sans brassières axillaires, que j'ai apprise à faire à M. Calot, facilite beaucoup la construction de cette partie de l'appareil. Le grand inconvénient de ce procédé est de nécessiter trop d'aides et de faire l'appareil dans la position horizontale et en 2 temps. Or il est impossible de faire dans cette situation un appareil qui permette la marche facilement. De plus l'application de tampons de ouate sur lesquels on presse pendant l'application des bandes plâtrées et la striction par ces bandes, est un *non-sens orthopédique* et le grand nombre d'escarres qui se sont produites sont incontestablement dues à cette défectueuse technique. L'appareil plâtré doit être, je ne saurais trop le répéter, un appareil de contention et non un appareil de force.

Ce n'est pas le seul inconvénient de cette méthode. Il en est un beaucoup plus grave, auquel on ne saurait trop penser, c'est la rupture de la poche des abcès qui peuvent exister. En redressant la gibbosité et en pratiquant l'élongation du rachis, on étire la poche purulente, et l'on se met dans les conditions les plus aptes à produire sa rupture. J'ai souvent remarqué chez les malades qui avaient été ainsi étirés, une fièvre post-opératoire durant de 8 à 15 jours. Il est probable que dans ces cas on avait produit des petites fissures de la poche. M. Calot tend d'ailleurs de plus en plus à abandonner ces tractions pour revenir à sa méthode du début et en cela il est dans le vrai. M. Mesnard en appliquant à la lettre la technique décrite par son confrère n'a pas manqué de produire cet accident sur le cadavre.

C'est un procédé beaucoup trop brutal, et l'emploi d'une si grande force n'est nécessaire que dans les quelques cas anciens partiellement réductibles, où l'on peut espérer la réduction totale.

II. — COMPLICATIONS DU REDRESSEMENT

A. — INCIDENTS OPÉRATOIRES

a) Alerte chloroformique.

Sur les deux à trois cents cas que j'ai vu opérer chez Calot, il n'y a jamais eu d'alerte sérieuse, pendant la construction des appareils, du fait de la narcose. Les enfants, en dépit de l'anémie cérébrale que donne le chloroforme, le supportent à merveille.

J'ai vu dans 2 ou 3 cas être obligé d'enlever l'enfant de la suspension, mais jamais on n'a été forcé de recourir à la respiration artificielle et, du reste, ces alertes étaient imputables à la mauvaise administration du chloroforme. Je pose en principe que la chloroformisation dans la suspension de Sayre est exempte de tout danger chez l'enfant si l'aide chargé du chloroforme le donne à petites doses et à intervalles régulièrement espacés.

Il serait *a priori* plus logique de donner l'éther qui occasionne la congestion cérébrale. Je ne puis donner mon avis sur ce sujet n'en ayant aucune expérience.

b) Des craquements qui se produisent pendant la réduction.

Il arrive très fréquemment pendant la réduction d'entendre ou plutôt de sentir à la main de petits craquements, dus sans doute au désengrènement des vertèbres cariées.

Si l'on est amené à agir un peu violemment, il peut se produire brusquement un craquement assez fort dû sans doute à la rupture de l'ankylose de deux lames vertébrales, c'est du moins la sensation que l'on a lorsqu'on opère soi-même cette réduction. Il semble à la main que cela se passe assez superficiellement. Lorsque ce phénomène se produit, la colonne vertébrale se dérobe brusquement sous le doigt, et l'on cesse instinctivement toute pression.

Si la gibbosité est un peu ancienne et offre une grande résistance a la réduction, il faut souvent arriver à la production de cette petite rupture de l'ankylose des lames. Cela fait, il ne faut pas insister davantage, et mettre de suite l'enfant dans l'appareil plâtré.

Après une immobilisation de 2 ou 3 semaines, si la réduction n'a pas été complète, on pourra recommencer à nouveau les manœuvres de redressement. Au début de la méthode, les craquements se produisaient beaucoup plus fréquemment, et cela était dû, je pense, au désengrènement brusque du rachis en avant parce que les manœuvres de force étaient employées beaucoup plus brutalement qu'elles ne le sont maintenant. Avec les manœuvres douces et progressivement croissantes, ce désengrènement se fait peu à peu et sans bruit.

Lorsque la résolution et une douce pression n'ont pas donné la réduction complète, une pression un peu plus vigoureuse, pour avoir raison de la saillie restante, amène fréquemment un peu de craquement avec dérobement brusque du reste de la gibbosité. C'est le cri de la fin.

Il ne faut jamais s'effrayer de ces craquements, ils n'offrent dans la grande majorité des cas aucun danger .

c) Propulsion en avant d'une lame vertébrale entière.

C'est un accident qui peut être grave et entraîner la mort du malade.

Lorsqu'il se produit, la saillie des apophyses épineuses n'est plus au même niveau, l'une d'elles est en retrait et semble propulsée en avant. Je m'expliquerai lorsque je parlerai du mode de consolidation du rachis, sur la pathogénie de cet accident.

Le fait est dû à ce qu'une apophyse vertébrale et l'arc correspondant tendent à venir faire saillie dans le canal rachidien et à propulser la moelle en avant, en la comprimant.

J'ai vu un enfant mourir quelque temps après l'opération et avoir présenté cette particularité pendant la réduction ; je ne suis point éloigné de croire que ce fut là la cause de la mort du petit malade.

C'est un accident excessivement rare, je ne l'ai vu qu'une fois entraîner à sa suite des accidents mortels. Mais il arrive fréquemment que l'une des apophyse reste de un demi centimètre en retrait ; cela n'a pas d'importance, comme je le montrerai plus tard, mais dans ce cas le retrait de l'apophyse atteignait un bon centimètre.

En somme, la réduction n'entraîne jamais de mort immédiate, quand elle se produit c'est au plus tôt le troisième jour après l'opération. Je sais qu'on en a cité le jour même, sur la table d'opération ; elles étaient, je crois, imputables à la mauvaise technique opératoire.

d) De la gravité opératoire, ses rapports avec le siège de la gibbosité.

Il est incontestable que la gravité opératoire est bien différente suivant que la gibbosité siège à la région cervicale ou lombaire. Elle est d'autant moindre que la carie vertébrale est plus rapprochée du sacrum.

Lors donc que l'on sera en présence d'une gibbosité cervicale ou dorsale supérieure, il faudra agir avec très grande prudence, les manœuvres de force devront être prudemment employées. La réduction peut s'opérer facilement, et n'avoir nécessité que des manœuvres de forces insignifiantes et n'en entraîner pas moins la mort du malade (Obs. XXX).

Pour les maux de Pott sous-occipitaux l'abstention est du reste la règle.

B. — COMPLICATIONS POST-OPÉRATOIRES

Les accidents post-opératoires immédiats sont rares et dus à l'emploi d'une mauvaise technique.

a) Asphyxie.

Le seul accident que j'aie vu se produire, et cela assez souvent, était l'asphyxie de l'enfant dont le pouls et le nombre des respirations augmentaient en s'éloignant quelquefois beaucoup du type normal. Il faut dans ce cas couper le corset en avant et l'élargir pour permettre à la cage thoracique de se dilater. Cet accident, si l'on n'y remédie pas à temps, comme je l'ai vu dans un cas, peut être mortel. Mais souvent c'est une simple alerte qui cesse dès l'ouverture du corset. La cause de cette asphyxie réside en entier dans la construction défectueuse de l'appareil, qui est trop constricteur et comprime le thorax.

La plupart des cas de mort signalés tiennent à la mauvaise technique. Mais, je le répète, je ne veux parler que de ce qu'il m'a été donné d'observer.

b) Fièvre.

Assez souvent, pendant les 5 ou 6 premiers jours de l'opération, l'enfant présente de la fièvre. Sa température peut même aller jusqu'à 39° et 39°,5, il ne faut pas s'inquiéter de cet état de chose, elle tombe d'elle-même au bout de 5 à 6 jours. Un lavement purgatif y aide beaucoup. Cette température n'est nullement l'indice d'une généralisation future.

c) Paralysie.

Il me fut donné d'observer à Berck de nombreux cas de paralysie améliorés par l'opération. Mais en outre je me souviens de plusieurs enfants qui présentèrent après l'opération un peu de *parésie* des membres inférieurs, j'ajouterai que la paralysie ne fut jamais complète et que ces parésies disparurent en général en un laps de temps assez court (Obs. XXXIV). Si ce petit accident se produisait, il ne faudrait donc pas s'en alarmer. La parésie succède en général au redressement, mais elle peut quelquefois apparaître dans le cours du traitement (Obs. VII *bis*).

Je rapporte cette observation comme rareté, c'est le seul cas que je connaisse, mais encore doit-il être signalé. Il n'est pas dû au redressement puisqu'il est apparu très longtemps après l'opération.

En résumé, le redressement n'occasionne jamais de paralysie, s'il apparaît après l'opération un peu de parésie, elle cède bientôt. Comme le prouve l'observation précédente, la paralysie peut apparaître longtemps après l'opération et ne lui est par conséquent nullement imputable.

d) Escarre.

Parmi les complications éloignées du redressement, je dois citer au premier chef l'escarre, c'est l'accident le plus fréquent, le plus ennuyeux, le plus long à guérir, et parfois de par ses complications il peut entraîner la mort du malade.

Sa cause unique réside dans un appareil plâtré mal fait, mal compris. Si l'appareil plâtré est un appareil *de force* comme beaucoup le font, il amènera fatalement une escarre sur les parties comprimées ; s'il reste ce qu'il doit être, un appareil de contention, jamais cet accident ne doit se produire. L'escarre se produit presque toujours, 99 fois sur 100, au niveau de la gibbosité, l'opérateur a voulu, faisant corde avec ses bandes plâtrées, serrer fortement sur la gibbosité dans l'espoir de gagner encore.

Avec les appareils ouatés, si le chirurgien n'a pas le soin de se faire présenter souvent les enfants, il arrive fréquemment que les parents s'habituent peu à peu à l'odeur nauséeuse que dégage l'appareil, et ne s'en inquiètent plus, surtout en hiver où les fermentations sont moins actives. Il m'est arrivé souvent de voir à l'ablation de ces corsets des enfants porteurs d'escarres de la largeur de la main, qui avaient mis à nu tout l'arc postérieur de 2 ou 3 vertèbres. J'ai même vu, dans un cas, une partie de la plèvre apparaître sur les parties latérales d'une large escarre du dos. La ouate éponge le pus, et ce n'est que par hasard, alors que l'on se dispose à renouveler l'appareil, que l'on s'aperçoit du désastre. Avec le corset sans ouate le plâtre eût été depuis longtemps ramolli et souillé sur une grande étendue.

Il est une variété d'escarre que je ne veux pas passer sous silence, c'est celle du menton et de l'occiput produite par la pression des grands appareils céphalo-thoraciques. Ces escarres mettent souvent une grande partie du maxillaire et de l'occiput à nu. Elles ne sont pas graves par elles-mêmes, mais la lenteur de leur guérison est un ennui de tous les instants.

Dans les nombreux cas que j'ai vus il m'a toujours été possible d'en retrouver l'origine, et je ne saurais mieux faire que de citer l'observation XXXII, caractéristique en la matière.

L'escarre doit toujours être très soigneusement recherchée, il arrive souvent que les malades ne souffrent nullement, même avec une plaie très grande. Un bon signe révélateur est l'odeur, l'appareil sent mauvais et une fois que l'on a senti cette odeur on ne s'y trompe plus, très souvent aussi le plâtre est souillé, noirâtre, ramolli, au niveau de la partie escarrifiée, par les sécrétions fournies par la plaie. Et cela dès le début de l'escarre, si l'on n'a pas eu le tort de placer d'énormes quantités de ouate entre la peau et l'appareil. L'escarre n'occasionne jamais de fièvre. Les deux seuls signes qui peuvent mettre sur la voie sont donc l'odeur nauséeuse et la souillure locale du plâtre, parfois, mais rarement, la douleur.

Pour le traitement, il est inutile d'enlever complètement l'appareil, car parfois il suffit d'une irrégularité locale dans sa construction pour le produire.

On découpe un carré dans le plâtre en prenant pour centre de ce carré la partie souillée. Il est rare qu'on n'arrive pas directement sur la plaie ; il faut éviter de découper une trop grande partie de l'appareil à la fois, si l'on était obligé de faire plusieurs prises il serait trop détérioré. L'escarre découverte, il faut élargir un peu l'ouverture par laquelle on la pansera. L'ennui de cette ouverture est la reproduction possible de la bosse, dans le cas où l'escarre siège à son niveau, d'autant plus que, si la plaie est large, l'ouverture plâtrée doit être en rapport avec ses dimensions. Le pansement en sera celui d'une plaie de ce genre, soit pansement sec simple ou combiné avec différentes poudres de sous-azotate de fer, quinquina, etc., et l'attouchement au nitrate d'argent dès que le bourgeonnement commence à se faire. L'évolution de ces plaies est toujours fort longue et parfois un mois et demi et deux mois même ne seront pas trop pour arriver à leur complète guérison. Le pansement de la partie escarrifiée ne devra en aucun cas être trop constricteur.

Complications de l'escarre.

α). *Infection du foyer vertébral.* — La complication la plus grave que puissent amener les escarres est l'infection possible du foyer vertébral antérieur. Le pus de l'abcès qui existe presque toujours en avant du canal rachidien peut s'infecter, et cette infection entraîne la fistulisation de l'abcès et la mort du malade dans un laps de temps de durée fort variable, de quelques mois à une année et plus (Obs. XXIII et XXVI).

L'enfant épuisé meurt de septicémie chronique avec généralisation tuberculeuse de ses viscères ou leur dégénérescence amyloïde, et il est étonnant de voir combien longtemps peuvent résister les malades à ces interminables suppurations chroniques. L'abcès infecté continue quelquefois sa marche descendante et vient faire saillie dans le pli de l'aine ou à la partie supérieure de la cuisse, ou parfois même vient s'ouvrir au niveau des parties escarrifiées.

β). *Ostéomyélite des lames.* — Il est une autre complication de l'escarre que je veux signaler, c'est *l'ostéomyélite* des lames vertébrales. Si la dénudation produite par la chute des parties mortifiées siège comme cela arrive assez souvent sur plusieurs lames il est assez difficile de savoir à quoi tient l'interminable suppuration du dos et lorsque l'on a trouvé dans le pansement des parties d'os effritées, la recherche de la lésion originelle sur la lame vertébrale en cause est souvent pénible, très longue et impossible à localiser. On enlève quelques parties effritées de l'arc malade et la suppuration cesse parfois, mais pas toujours. Plusieurs interventions sont souvent nécessaires ; cette longue suppuration est l'épée de Damoclès constamment suspendue sur l'abcès. Si jamais l'infection s'y propage la partie est perdue. Je demande pardon d'insister autant sur le danger de l'infection de l'abcès, mais c'est un accident si redoutable qu'on ne saurait trop y penser.

c). — Généralisation.

Une des autres complications du redressement est la *migration du bacille* tuberculeux dans le poumon, les méninges, etc. Le plus souvent les enfants meurent par broncho-pneumonie tuberculeuse et la mort arrive parfois tardivement, parfois aussi dans les premières semaines qui suivent l'opération. La méningite est assez rare, on en a signalé toutefois plusieurs cas.

La broncho-pneumonie tuberculeuse m'a paru plus fréquente ; quoi qu'il en soit, il ne faut pas s'effrayer de la mortalité due à ces deux dernières causes, les seules en somme qu'il faille attribuer à l'opération, les autres sont surtout imputables à l'inhabileté opératoire, à la mauvaise technique employée. En essayant de me remémorer les cas de mort qu'il m'a été donné d'observer, je crois que la proportion ne dépasse pas 3 pour 100. Je mets à part évidemment tous les cas imputables au chirurgien et qu'une bonne technique eût pu empêcher. Pour une difformité aussi disgracieuse qu'est la gibbosité, je crois gagnée la cause du nouveau traitement.

La généralisation de la tuberculose, dis-je, est la cause la plus fréquente de mort chez les enfants redressés. Elle arrive surtout dans les cas de gibbosité récente dont la lésion est en pleine évolution. Dans ceux qui datent un peu c'est une complication très rare.

La généralisation peut se faire parfois au péritoine, aux plèvres et aux poumons, et présenter le type clinique de tuberculose pleuro-péritonéale (Obs. XXXI).

f). — Rupture d'un abcès.

M. Mesnard a montré par diverses communications que dans les opérations faites sur le cadavre, on constatait assez souvent la *rupture de la poche de l'abcès.*

Si cela se produit sur le vivant, il faut bien reconnaître que les inconvénients qui en résultent sont minimes, puisque cliniquement il n'est pas possible de s'en rendre compte. Je n'ai jamais vu cet accident occasionner la mort du malade — sauf dans un cas où l'abcès s'était rompu dans les bronches, le malade présentait une énorme escarre du dos au niveau de la gibbosité. La poche purulente de l'abcès communiquait à la fois avec l'escarre et les bronches. Cet enfant était atteint d'un mal de Pott dorsal moyen remontant à 5 ou 6 ans. Il est mort dans un état de cachexie extrême, avec des escarres multiples et de la gangrène pulmonaire.

III. — COMPLICATIONS INDÉPENDANTES DU REDRESSEMENT

GÉNÉRALISATION TARDIVE

Il serait injuste d'imputer au redressement les généralisations déclarées 2 mois après l'opération (Obs. XXIX-XXXI). Tous les enfants atteints de carie osseuse tuberculeuse sont toujours en imminence de méningite ou autre généralisation viscérale du bacille de Koch.

Il est un fait acquis, c'est que le redressement et l'immobilisation, tels qu'ils sont faits maintenant, mettent en grande partie les malades à l'abri de ces redoutables accidents.

APPARITION D'UN ABCÈS

La réduction et la contention de la colonne vertébrale, telles que nous les faisons, mettent à notre avis le malade dans les conditions les plus favorables à la réalisation de sa prompte guérison. Mais nous n'avons nullement la prétention de croire *qu'il sera désormais à l'abri des abcès.* Nous avons fait la réduction et l'immobilisation du foyer malade, mais nous n'avons rien fait contre l'infiltration tuberculeuse des vertèbres. Celle-ci peut continuer son évolution et se traduire par des abcès froids qui pourront présenter la marche et les complications propres à ce genre de collections purulentes. Le malade bien immobilisé y sera à coup sûr moins exposé mais non à l'abri.

Il ne faut pas mettre cet incident sur le compte de la réduction, les abcès que j'ai vus se produire chez les malades opérés ont été proportionnellement très rares, mais n'en existent pas moins (Obs. XXV et XXXVI).

Le traitement à leur opposer sera indiqué plus loin, je n'y insiste pas. Il est prudent et l'on doit immobiliser les enfants au lit pendant toute la durée de l'abcès.

Symptômes. — Différents signes cliniques permettent de soupçonner son apparition. Le petit malade est souffreteux, mal en train, maigrit et parfois l'apparition de la fièvre, symptôme assez fréquent, vient mettre le chirurgien sur la voie.

On répète un peu trop souvent que les abcès froids n'occasionnent jamais de température. C'est au contraire un excellent symptôme révélateur, toutes les fois que ce signe se montre dans le cours d'une infection osseuse d'origine tuberculeuse, il faut penser à la présence de l'abcès.

La ponction de la collection purulente, si cela est possible, fera cesser tous ces symptômes. A quoi est due cette fièvre? Vraisemblablement à la résorption des toxines que contient le pus. Mais je dois ajouter que l'abcès en formation donne lieu à de la température plus souvent que l'abcès formé, et je crois cette fièvre plus en rapport avec le tuberculome qui lui préexiste.

Il est un autre symptôme de grande importance, l'attitude vicieuse ; si les malades marchent, ils se tiennent mal, ils sont tout de travers, et si la collection a tendance à se faire jour vers la fosse iliaque, la jambe correspondante est en flexion et abduction et le malade est tout penché de ce côté. Ces signes cliniques ont grande importance; l'enfant étant dans un appareil plâtré, nous n'avons pas le loisir de l'examiner complètement et il est très ennuyeux d'enlever le plâtre sans nécessité.

Si nous avons des présomptions sérieuses en faveur d'un abcès, il ne faut pas hésiter à le rechercher par la palpation. S'il n'est pas facilement accessible, n'y pas toucher, attendre ; s'il reste stationnaire, la résorption spontanée se fera et au bout de quelque temps les attitudes vicieuses et la température se dissiperont également. Je rapporte à dessein deux observations d'enfants redressés et porteurs d'abcès (Obs. X et XI).

IV. — TRAITEMENT POST-OPÉRATOIRE

Il faudra surveiller l'enfant pendant le premier mois, veiller à ce que le corset ne le gêne pas, qu'il n'ait pas d'escarre, etc.

Le corset sera enlevé vers le troisième mois. Je ne reviens pas sur les indications générales qui sont identiques à celle que j'ai énumérées au chapitre III.

Les appareils seront renouvelés tous les 2 à 3 mois en moyenne. Si l'enfant n'a pas été totalement réduit la première fois, on pourra tenter à nouveau la réduction quelques mois après, et souvent il sera possible de gagner ce que les premières tentatives n'avaient pu obtenir.

Quelquefois (Obs. XV), en faisant l'ablation des apophyses épineuses, on facilitera la réduction, c'est la seule utilité que je reconnaisse d'ailleurs à cette petite opération, peut-être dans certains cas évite-t-elle dans une certaine mesure l'apparition des escarres dans les corsets mal construits.

L'appareil sera toujours fait dans la suspension de Sayre, et si l'enfant avait quelque tendance à se tenir mal il ne faudrait pas hésiter à recourir à la narcose.

Pendant combien de temps l'enfant doit-il porter des corsets inamovibles ? Il est impossible d'en fixer mathématiquement la limite. L'indication est bien simple : tant que le petit malade ne pourra pas se tenir droit, sans inflexion du rachis, il ne devra pas quitter ces corsets. Mais dès que, avec beaucoup de soin, l'on se sera assuré de la rigidité de la colonne vertébrale, on pourra appliquer un corset amovible en suivant les indications que j'ai données au chapitre II.

Si la gibbosité avait tendance à se reproduire, il ne faudrait pas tarder à remettre un corset inamovible en plâtre.

J'estime que très souvent l'enfant devra porter un appareil pendant 3 à 5 ans si l'on ne veut pas s'exposer à voir la gibbosité reparaître. On doit le faire par mesure de précaution.

M. Calot était beaucoup trop optimiste lorsqu'il avançait, qu'au bout de 6 mois les malades seraient guéris.

CHAPITRE V

Troisième cas

GIBBOSITÉ AVEC ABCÈS

Il ne faut jamais réduire avant guérison complète de l'abcès. — On pourrait en occasionner la rupture.
Gravité des abcès ouverts. — La ponction ne doit être faite que lorsqu'il y a indication formelle. — La résorption spontanée est souvent possible. — La ponction doit être rigoureusement aseptique. — Technique de la ponction avec l'aspirateur ou le trocart. — Choix d'un liquide modificateur. — Résultats de la ponction simple. — Emploi du naphtol camphré. — Avantages et inconvéuients. — Emploi de l'éther iodoformé.
Nombre de ponctions nécessaires pour obtenir la guérison.
Abcès infectés d'emblée.

Tous les enfants atteints de mal de Pott sont porteurs d'abcès froids, mais cette collection n'est pas toujours facile à palper. Elle ne doit être ponctionnée que lorsque l'on est certain de pouvoir l'atteindre facilement.

Si donc un enfant se présente à nous porteur d'une gibbosité compliquée d'abcès que nous avons diagnostiqués, quelle conduite devons-nous tenir? Si l'abcès est facile à aborder, il faut le ponctionner et le traiter suivant la méthode indiquée plus loin, en ayant soin de placer l'enfant pendant toute la durée de ce traitement dans un corset plâtré, construit dans la suspension de Sayre.

Une fois que l'abcès est guéri et que depuis 15 jours à 3 semaines il n'est plus ponctionné, le moment est venu de tenter le redressement. Il est de toute nécessité de traiter et de guérir l'abcès avant d'essayer toute réduction. Elle pourrait amener la rupture de la poche purulente.

TRAITEMENT DES ABCÈS

Comme je l'ai dit, pendant toute la durée de ce traitement, l'enfant doit être immobilisé dans un corset plâtré, aussi minutieusement fait que s'il s'agissait d'un enfant réduit. On empêchera ainsi la gibbosité de s'accroître, et l'immobilité rachidienne ne peut qu'aider beaucoup à la prompte guérison de la poche purulente. Si l'appareil empêche d'aborder l'abcès, il suffit de faire une fenêtre à l'endroit que l'on aura choisi d'avance comme lieu d'élection de la ponction. J'ai d'ailleurs indiqué, en parlant de la construction de l'appareil, du petit moyen employé par Sayre pour retrouver cet endroit.

Il est bien évident que si l'abcès est à peine palpable, et ne nous est guère révélé que par la radiographie ; il n'y a pas de contre-indication formelle au redressement.

Sur le grand nombre de malades que nous avons vus, nous en avons observé très peu qui présentaient des abcès palpables. Or, il est incontestable que beaucoup de ces enfants guérissent sans qu'il soit nécessaire de recourir à la ponction de leur abcès. Il faut donc admettre la possibilité de sa résorption spontanée. Ce que la nature arrive si bien à guérir, pourquoi ne pas lui en laisser le soin quand nous le pouvons. Il faut être à mon avis très circonspect et ne ponctionner, si j'ose m'exprimer ainsi, que la main un peu forcée.

Quiconque entreprend la cure d'un gibbeux doit toujours avoir présent à l'esprit que s'il laisse arriver son malade à la période de fistulisation de ses collections purulentes, c'est la mort à peu près certaine.

C'est un fait bien connu des chirurgiens d'enfants, et si ceux qui appliquent à la chirurgie des tuberculeux les méthodes de la chirurgie générale savaient un peu plus à quoi ils exposent leurs malades en ouvrant les abcès froids et pratiquant le drainage, ils s'exposeraient moins à encourir les si déplorables résultats d'une telle méthode. David rapporte qu'il a toujours vu mourir les malades dont les abcès avaient été ouverts par l'instrument tranchant. Malgré la venue de l'antisepsie, je crois que son pronostic n'est pas encore éloigné de la vérité.

Le personnel hospitalier de Berck a toujours été frappé de la gravité très grande des fistules pottiques. C'est un pronostic un peu pessimiste, mais le nombre des malades chez lesquels il est possible d'arriver à la guérison est si rare que je ne crois pas avoir outrepassé les enseignements que nous fournit la clinique, en présentant cet accident sous un jour aussi sombre.

Le traitement de l'abcès réclame donc toute notre sollicitude et toute notre attention. *Nous devons tout faire pour éviter la fistule,* et dans beaucoup de cas l'expectative peut rendre d'immenses services.

a). — Méthode d'absorbtion.

Bouvier avait bien remarqué que souvent la résorption spontanée de l'abcès était possible. « Abandonnés à eux-mêmes, dit-il, les abcès par congestion se terminent parfois d'une façon heureuse, ils peuvent guérir sans s'ouvrir. Le petit livre de David contient la première observation connue de guérison spontanée, l'abcès volumineux que portait une jeune fille a guéri sans traitement. Depuis, un cas analogue observé par Dupuytren a été consigné dans ses leçons orales ; trois ans après la disparition du foyer par congestion, le malade succomba, et l'on trouva l'abcès réduit à une poche d'un très petit volume et ne contenant qu'une matière grasse très consistante. On trouve encore dans la science quelques faits épars d'une terminaison semblable. Dans la première période des abcès migrateurs, la guérison est probablement plus fréquente qu'on ne pense. C'est un fait d'où découle clairement cette indication qu'il faut toujours tenter la résorption du pus ».

Les observations XXXVII et XXXVIII confirment également ces données.

Pour aider à la résorption du pus, David conseillait le repos absolu ; les faits qu'il avait bien observés sont toujours vrais, et sa méthode donne d'heureux résultats.

Les observations rapportées ci-dessus prouvent qu'il ne faut pas trop se presser et savoir attendre, et que même à une période avancée, l'abcès peut se résorber.

Je crois que si l'on comparait les résultats de deux chirurgiens, dont l'un serait conservateur à outrance et l'autre opérateur zélé, l'avantage serait sans conteste au premier. L'observation clinique ne nous montre-t-elle pas que les maux de Pott cervicaux et dorsaux supérieurs qui arrivent rarement à présenter des abcès passibles de la ponction, sont précisément ceux dont la fistulisation est la moins fréquente, et cependant ces malades guérissent parfois avec des gibbosités colossales. Il faut bien admettre que chez eux la nature s'est chargée de la résorption de la fonte tuberculeuse des vertèbres.

L'immobilisation du rachis et le repos sont les deux grands facteurs de guérison spontanée de l'abcès.

b). — Méthode d'évacuation.

Il ne faudrait point croire par les lignes précédentes que je propose l'expectative systématique. Non, mais je pense qu'il faut réagir contre la furor chirurgicalis qui incise avec un peu trop de désinvolture les collections froides.

Il faut, et il est prudent de le faire, ponctionner les abcès dès qu'il est certain que leur évolution sera croissante et qu'elle pourrait amener la désastreuse fistulisation de la poche, *accident qu'il faut à tout prix éviter*. On ne doit en aucun cas aller fourrager dans le ventre à la recherche d'un abcès profondément situé que la palpation aurait pu faire découvrir et sous prétexte que l'enfant a de la fièvre. Ces recherches longues et infructueuses favorisent la surinfection de l'abcès et font craindre de blesser le péritoine ou un gros vaisseau, et fréquemment la tumeur sentie est encore à l'état de tuberculome. La ponction n'a alors aucune raison d'être. Il est souvent impossible de se rendre compte de la fluctuation de ces néoplasies profondément situées dans l'abdomen.

En résumé, la ponction est indiquée lorsque l'abcès est facilement accessible, et fait nettement saillie dans la fosse iliaque, le pli de l'aine, un espace intercostal, etc., et Abernethy, en inventant la ponction, était dans le vrai en disant « qu'il fallait ouvrir les abcès pour une raison qui au premier abord semble paradoxal, pour qu'ils restent fermés ».

Toute ponction doit être faite avec une asepsie aussi grande que s'il s'agissait d'une laparatomie. La moindre faute peut tuer le malade. La peau doit être savonnée à la brosse et passée à l'éther, alcool et sublimé. Le chirurgien sera irréprochablement aseptique dans sa personne et ses instruments. L'erreur serait de croire que pour toucher à du pus l'antisepsie est du luxe. On touche à du pus, il est vrai, mais d'une nature très particulière. L'abcès contient assez rarement des bacilles tuberculeux et presque jamais d'autres.

C'est le plus souvent un pus aseptique, et je ne crains pas de me répéter, si jamais cet abcès se laisse surinfecter, son évolution sera toute autre.

Quand l'abcès sera traité, il doit l'être par la ponction et des injections modificatrices de naphtol ou d'éther iodoformé.

Pour la ponction d'un abcès, il est loisible d'employer deux procédés à peu près semblables :

a) La ponction avec le trocart ;

b) La ponction avec l'aiguille et l'aspirateur Dieulafoy.

Ces procédés donnent à peu près les mêmes résultats. Le premier est un peu supérieur et doit être employé à l'hôpital et dans les services bien aménagés. Le second, plus expéditif et plus facile, demande un personnel plus restreint.

Ponction avec le trocard. — Dans la technique de la ponction avec le trocard l'abcès doit être ponctionné là où il est le plus facilement accessible, et où l'on risque moins d'atteindre un gros vaisseau. Il faut éviter de le ponctionner dans un point déclive, le pus qui se reforme après la ponction ayant tendance sous l'effet de la pesanteur à repasser par l'orifice créé par le trocart. Celui-ci ne devra pas être trop gros, et on ne devra pas, comme je l'ai vu faire dans beaucoup de services en Allemagne, employer un trocart qui ait le diamètre du petit doigt.

Les premières ponctions sont généralement assez laborieuses, le pus renferme des grumeaux blanchâtres, analogues à de la craie, qui viennent boucher l'orifice du trocart. Si ce petit incident se produit, le déboucher avec le stylet et injecter si l'on veut, pour essayer de ramollir les grumeaux qui l'obstruent, quelques gouttes d'éther iodoformé. Si ce moyen ne donne rien, laisser ressortir les vapeurs d'éther et injecter quelques centimètres cubes de naphtol. Si le trocart reste libre, le pus s'écoule lentement. Il faut éviter de faire des manœuvres brutales en malaxant l'abcès. En règle générale, il ne doit jamais s'écouler de sang pendant la ponction. Si le pus sort librement, je crois de très bonne technique de laver la poche à l'eau stérilisée avec un bock injecteur placé à 50 centimètres au-dessus du niveau de l'abcès, mais il faut éviter de le remplir complètement. Le mieux est de ne laisser entrer d'eau que la moitié ou même le quart de la quantité de pus écoulé, et de répéter la manœuvre plusieurs fois jusqu'à ce que le liquide revienne absolument limpide. Ces injections, je le répète, doivent toujours être faites avec le plus grand soin, et jamais il ne doit se trouver de filet de sang dans les liquides qui ressortent de la poche. Pour en faciliter l'écoulement, on peut s'aider d'une pression douce exercée avec toute la face palmaire de la main sur la poche de l'abcès. Dès que l'eau ressort tout à fait limpide, le moment est venu d'introduire les liquides modificateurs.

Ponction et aspiration. — La ponction peut se faire avec l'appareil aspirateur. — Cette méthode est beaucoup plus agréable et plus expéditive que la première, elle est la méthode de choix pour la ville. Les aiguilles sont d'un diamètre bien inférieur au trocart, l'orifice de la ponction est moins grand, et, par conséquent, a moins de tendance à se laisser infecter par le pus venant de la poche. L'on est ainsi plus à l'abri des fistules. Ceci est fort important quand les ponctions sont souvent répétées ; mais si elles sont espacées, comme cela doit être, la plaie créée a toujours eu le temps de se cicatriser. Je ne donne pas la description des aiguilles ni de l'aspirateur Dieulafoy. Les fabricants mettent dans le commerce des petits instruments très commodes de 100 centimètres cubes. Ce procédé est également recommandable lorsque l'on n'est pas sûr de l'antisepsie des personnes qui vous environnent. Avec le Dieulafoy, on peut veiller soi-même à sa complète stérilisation dans l'eau bouillante. S'en rapporter le moins possible au personnel subalterne dont on n'est pas certain. Le Dieulafoy ainsi que les aiguilles à ponction doivent être stérilisés. Tout instrument ayant déjà servi est à nouveau aseptisé. En somme, apporter à une ponction tout le soin que l'on donnerait s'il s'agissait d'une opération aseptique. La technique est en tout point semblable à celle du trocart, si ce n'est qu'au lieu de laisser le liquide s'écouler lentement, on en fait l'aspiration. Le plus souvent le chirurgien fait le vide complet dans l'aspirateur et l'ajuste ensuite à l'aiguille, la pression atmosphérique agissant sur la poche, fait refluer brusquement le pus, s'il est assez liquide, dans l'appareil, et si celui-ci se remplit complètement, on le vide et l'on recommence jusqu'à ce qu'il ne vienne plus de pus. Lors de la dernière aspiration, la pression sur les parois des vaisseaux n'est pas la même à l'intérieur de la poche que du côté des parties molles ; ils se rompent, et des filets de sang viennent teinter les dernières aspirations, la ponction ayant fait l'effet d'une ventouse. Cette rupture vasculaire se laisse facilement inoculer et favorise ainsi l'extension de l'abcès. Outre cet inconvénient, cela favorise l'intoxication par les substances modificatrices injectées.

Pour ces raisons, je crois qu'il est préférable d'adapter l'aspirateur à l'aiguille et de faire progressivement le vide, la pression à l'intérieur de la poche reste la même que dans l'aspirateur, et les ruptures vasculaires sont évitées. Aussitôt que l'arrivée du pus cesse, il faut fermer l'aspirateur et ne pas s'acharner à enlever les dernières gouttes de pus, qui peuvent rester dans la poche sans inconvénient. L'apparition de filets de sang dans le pus n'est pas le seul ennui de l'aspiration. Les premières ponctions sont souvent assez difficiles, des grumeaux viennent beaucoup plus fréquemment que lors de l'emploi de la technique précédente, boucher l'orifice de l'aiguille, et un fin stylet arrive rarement à en avoir raison. Très souvent, l'opérateur se contente de la ponction et de l'injection d'un liquide modificateur, et s'abstient de tout lavage à l'eau. L'injection modificatrice faite, il faut enlever l'aiguille ou le trocart et recouvrir le petit orifice créé par ces instruments de stérésol et d'un pansement aseptique et soigné.

Les ponctions, quelque soit le liquide modificateur injecté, doivent être rares. Leur fréquence augmente les chances d'infection de la poche et n'accélère nullement la guérison. Il ne faut pas oublier que nous traitons une collection froide, survenue dans le cours d'une maladie chronique à longue échéance, rien ne presse, le malade n'en suivant pas moins son traitement orthopédique. La répétition trop fréquente des ponctions amène souvent des désastres, et il n'est pas rare de dépasser le but que l'on se propose. D'après les différents traitements que j'ai pu suivre, c'est la méthode qui m'a paru de beaucoup supérieure et donner les meilleurs résultats. Et par contre, j'ai vu de nombreux désastres, imputables sans nul doute à la technique employée et où la fréquence des ponctions n'était pas étrangère à l'insuccès.

Injections modificatrices. — De *nombreux liquides* ont été proposés pour les modifications des abcès froids. Je crois qu'il faut jusqu'à nouvel ordre s'en tenir au naphtol camphré, à l'éther iodoformé et à la glycérine iodoformée. Ce dernier est le liquide presque exclusivement employé en pays allemand; Mikulicz en a d'ailleurs été le promoteur.

Pour porter le liquide modificateur dans la cavité de l'abcès, il suffit d'adapter une petite seringue, remplie du liquide à injecter, à l'orifice de l'aiguille ou du trocart, et de pousser lentement l'injection. La petite seringue dont on se servira (seringue de Pravaz, de Roux, etc.), doit être en verre et métal et facile à stériliser. Je condamne absolument l'emploi de ces ignobles petites seringues en caoutchouc prises chez le premier venu et qui sans être même lavées servent à toute une série de malades. Elles sont responsables de plus d'une mort. Le verre dans lequel sera versé le liquide modificateur, pour être pris avec la seringue, doit être très propre et bien aseptique. On peut se servir pour cela d'une petite capsule en porcelaine que l'on fera flamber.

a) — **Ponction simple.**

Avant de passer en revue les résultats que donne les injections modificatrices, je veux montrer que dans certains *cas la ponction simple suffit* à amener la guérison. Avant l'antisepsie, c'était à peu près le seul mode de guérison ; comme il ne nécessite que l'emploï du trocard, les chances d'infections sont moindres. C'était la méthode préconisée par Abernethy, le promoteur de la ponction des abcès froids. Les succès dus à cette méthode sont nombreux, et Bouvier, dans ses cliniques orthopédiques, semble la regarder comme la méthode de choix. Quelquefois le pus se reproduisait, et deux ponctions étaient nécessaires. Je rapporte ici une observation confirmant cette façon de voir (Obs. XXII). Bouvier et Abernethy en rapportent de nombreux cas.

Je ne préconise pas la ponction simple comme méthode de choix. Mais si l'on n'est pas sûr de l'antisepsie, elle peut rendre des services. Je crois que l'on peut, dans une certaine mesure, prévoir les cas qui donneront des résultats favorables. Les belles recherches de M. Lannelongue nous ont montré l'évolution de l'abcès. L'envahissement progressif des tissus par le bacille tuberculeux. La forme première de l'abcès est le tuberculome, puis celui-ci mûrit, qu'on me permette cette expression, du centre à la périphérie. Les parties centrales du tuberculome, privés de vaisseaux à un moment donné, subissent la dégénérescence caséeuse, et se liquéfient; cette liquéfaction se fait plus ou moins rapidement. Il arrive assez souvent de voir toute la néoplasie transformée en collection liquide. La paroi même de l'abcès a peu de vitalité ; dans ce cas souvent même elle est stérile, en raison du reste de la tendance à la guérison spontanée. Si cela est, le pus sera généralement très fluide, sans grumeaux ou très peu, la caséification étant totale. On conçoit facilement qu'un tel abcès pourra être guéri en une seule ponction. Parfois, au moment où l'on ponctionne la poche, les parois offrent encore un peu de vitalité, l'abcès se reforme de nouveau, et une seconde ponction est nécessaire pour en avoir raison.

Mais je crois qu'il est bon, lorsque ce fait se présente, de recourir sans plus tarder aux injections modificatrices pour activer la destruction finale des parois de l'abcès.

b) — Naphtol camphré.

Le naphtol camphré est un produit fréquemment utilisé pour la modification de la poche des abcès froids; il est, je crois, le liquide de choix. Si tous les médecins français connaissent et emploient le naphtol camphré, il n'en est pas de même à l'étranger, et je n'ai pas été peu étonné de voir les maîtres de la chirurgie d'enfants, en pays de langue allemande, l'ignorer totalement. La glycérine iodoformée est le seul liquide qu'ils emploient.

Je ne veux point rappeler ce qu'est le naphtol camphré. Il s'obtient en pilant dans un mortier deux parties de naphtol pour une de camphre ; il en résulte un liquide huileux, incolore, qui brunit au bout de quelque temps, en conservant d'ailleurs ses propriétés. C'est un antiseptique très énergique ; il tue rapidement les bacilles de Koch. Maximovitch, dans ses recherches sur les naphtols, a montré que les bacilles tuberculeux étaient détruits lorsqu'ils avaient séjourné pendant 3 ou 4 jours dans des bouillons contenant $0^{gr},1$ de naphtol α, et $0^{gr},4$ de naphtol β par litre ; 15 à 20 minutes suffisent à amener ce résultat si la dose est de 0gr,2 de naphtol α, et 0gr,6 de naphtol β. Son pouvoir antiseptique doit être mis au premier rang, à côté de celui du sublimé. Son injection dans les abcès est indolore. Je me souviens d'un petit enfant atteint d'abcès de coxalgie, où la première ponction retira un liquide où les bacilles foisonnaient, dans la seconde ils avaient disparu grâce à une seule injection de naphtol.

Outre son action antiseptique, il occasionne la fonte des fongosités tuberculeuses et substitue peu à peu à l'inflammation tuberculeuse une inflammation franche analogue à celle du chlorure de zinc.

Inconvénients des ponctions trop fréquentes. — Si la deuxième ponction est rapprochée de la première, on voit que le pus tuberculeux est filant, épais et comme gélatineux, de la consistance de gelée un peu fluide. Il résulte de la fonte en masse des fongosités. Mais si la quantité injectée n'est pas trop forte et si la ponction n'est faite que 8 à 15 jours après la première, le liquide est brunâtre et fluide. Le naphtol s'élimine lentement par les urines, et des abcès ponctionnés, 15 jours après l'injection, présentent encore des traces de naphtol à leur intérieur, preuve que son renouvellement n'a pas besoin d'être aussi fréquent que l'on a coutume de le faire habituellement. L'injection ne doit pas être faite en trop grande quantité, 2 centimètres cubes suffisent. C'est un liquide très irritant, il suffit d'en injecter un peu dans un abcès tari pour en voir la sécrétion recommencer de plus belle ; ce liquide n'est plus en rapport avec la fonte tuberculeuse, on a dépassé le but, c'est un liquide banal de réaction inflammatoire, et si l'on n'est pas prévenu de ce fait et que l'on injecte quand même et souvent, la poche se mettra à sécréter de plus en plus, et l'abcès paraîtra s'éterniser. On retirera chaque fois un liquide jus de pruneaux un peu étendu, et peu à peu la poche s'organisera pour sa nouvelle fonction, des néoformations de vaisseaux la tapisseront. Ces vaisseaux jeunes très friables se rompront avec une extrême facilité, et les nouvelles ponctions ne seront plus formées que d'un liquide brunâtre et fortement sanguinolent. Peu à peu la ponction ne ramena plus que du sang pur mélangé çà et là de gros caillots sanguins. Les parois tuberculeuses de l'abcès étant totalement disparues, d'énormes décollements se feront à la jambe, dans le ventre, partout où les ponctions auront eu lieu, et l'amincissement de la peau conduira fatalement à la fistulisation des poches. La mort du malade, dans un laps de temps plus ou moins grand, sera le résultat final de ce traitement mal compris. J'ai vu plusieurs enfants arriver dans ce triste état, et en particulier un pauvre jeune homme que j'ai eu l'occasion de soigner longtemps et qui avait, outre un mal de Pott, une tumeur blanche du genou. Ce cas n'était d'ailleurs pas imputable aux médecins. Il avait eu la malechance d'être traité par 4 ou 5 personnes différentes. Ces abcès une fois fistulisés s'infectent s'ils ne l'ont pas déjà été par la répétition des ponctions qui ont pu n'être pas toutes aseptiques. L'infection produite, c'est la mort des malades dans un délai variable suivant la nature, les connexions de la poche, la virulence des microbes de surinfection et la résistance du malade.

Je viens de montrer l'erreur grave et les conséquences qu'entraînent l'abus des ponctions. Je veux examiner maintenant les funestes inconvénients que peuvent entraîner les ponctions septiques.

Infection de l'abcès. — Normalement, l'abcès froid est aseptique, ou du moins il ne contient que des bacilles de Koch, et encore en petite quantité. Quand je parlerai d'abcès aseptique, j'entends qu'il ne contient pas de streptocoque, staphylocoque, etc.

Tout abcès froid ponctionné ne doit jamais être infecté. Si l'infection se produit dans le cours du traitement, la faute en est imputable au médecin. Ces abcès sont généralement bons enfants, et l'infection s'y fait assez difficilement; mais il ne faut pas s'y fier, une faute légère suffit parfois pour amener le désastre. La répétition des ponctions, en favorisant la sécrétion inflammatoire de la poche et en criblant la peau d'orifices qui se ferment incomplètement entre 2 ponctions, prépare et ouvre singulièrement la porte à l'infection. Si le pansement n'obture pas complètement les petites plaies produites par le trocart, celles-ci s'infectent de par leur continuité avec une peau septique, et de là à l'abcès il n'y a qu'un pas.

Donc 2 grands modes d'infection, la répétition des ponctions de par le mode que j'ai indiqué et la septicité de l'opérateur dans sa personne et ses instruments.

Comment se traduit la surinfection? — Il est admis, et tout le monde le répète, que l'abcès froid ne donne pas de fièvre. C'est une erreur, un abcès froid assez volumineux et non ponctionné donne souvent un peu de température, — l'apparition de la fièvre chez un enfant atteint de tuberculose locale doit toujours éveiller chez le médecin l'idée d'abcès formé ou plus tôt en préparation. Mais aussitôt ponctionné la fièvre tombe, elle était due vraisemblablement à la résorption de toxines fébrigènes contenues dans le pus de l'abcès. Après la première ponction, l'enfant ne doit plus présenter de température, si non, il faudrait craindre l'infection. Dans ce cas la ponction de l'abcès ramènera du pus en plus grande quantité, pus épais bien lié, de bonne nature disaient les anciens; mais ici il est de sinistre augure.

Peu à peu la fièvre augmente et monte jusqu'à 40 et même 41° le soir, le pus est abondant et sent mauvais, et la ponction ramène parfois, comme je l'ai vu, 1 litre de pus (Obs. XXIV) et cela presque chaque jour et toujours avec cette élévation vespérale de la température. Au bout de peu de temps les orifices des ponctions sont inoculés par le pus qui tend à faire éclater la poche, et le chirurgien navré, et non sans raison, se résout à faire une contre-ouverture lombaire (op. de Trèves), pour donner un nouvel orifice d'écoulement au pus, en passant quand on le peut un drain de la région lombaire à la fosse iliaque. (J'envisage, ce qui est fréquent, le cas d'un Pottique lombaire ou dorsal inférieur).

Parfois cette contre-ouverture amène un abaissement de

température pour quelque temps, mais le pus s'écoule toujours en abondance et le malade se cachectise et arrive à la dégénérescence amyloïde, avec albumine dans les urines et finalement à la mort, suite de cette longue septicémie. Il est vraiment remarquable de voir comment certains de ces malades conservent leur appétit et j'en ai vu vivre des années avec un écoulement purulent journalier énorme et cette température de 40° fréquemment renouvelée le soir. Je me rappelle le cas d'une jeune fille de 17 ans (Obs. XXVII), qui suppura ainsi au moins 5 à 6 ans avant d'arriver à la mort ; à l'autopsie que j'ai faite, j'ai pu constater une dégénérescence amyloïde de tous ses organes, et une fonte tuberculeuse totale de l'un des reins, de l'utérus, de la vessie. Mais chose remarquable, le poumon était complètement indemne. Cette enfant prise de tuberculose vertébrale depuis l'âge de 5 à 6 ans était arrivée à 17 ans, et sur 2 gibbosités qu'elle présentait, l'une d'elles située à la région cervicale était tout à fait guérie, et les vertèbres présentaient à la partie antérieure un cal osseux des plus compacts et des plus résistants. Ces infections ne permettent pas toujours aux malades une longue survie, dans certains cas ils sont emportés en moins de 2 mois (Obs. XXIV).

Est-il possible d'enrayer la marche d'un abcès infecté ? — Si l'infection est légère on peut en redoublant de soins arriver à tarir, à avoir raison de l'élément de surinfection, mais si elle a quelque virulence, si la poche est munie de diverticules formant clapiers purulents, la fistulisation ne tarde pas à se faire. En redoublant de propreté et ne faisant plus aucune injection, le pus peut cesser un peu et au bout de quelque temps l'attouchement de l'orifice de la fistule au chlorure de zinc ou à l'acide lactique 1/20 peut en favoriser la cicatrisation. Mais si le pus est abondant, que l'enfant ait de la fièvre et présente le tableau décrit plus haut, on peut regarder la partie comme perdue et le malade est voué à une mort presque certaine. Si le pus donne beaucoup et sent un peu, ce qui est fréquent, on doit ponctionner souvent le petit malade, tous les 2 jours, tous les jours si c'est nécessaire, après chaque ponction, laver la poche à l'eau salée stérilisée et au permanganate de potasse, balayer ce qui pourrait rester de permanganate par l'eau salée. Pour ces lavages, il faut se servir du bock qu'on doit surélever de 50 à 70 centimètres au-dessus du niveau de l'abcès — éviter de malaxer la poche ; si la canule se bouche, enlever le corps qui l'obstrue avec une aiguille à tricoter aseptique ou un stylet, qui, s'il ne désobstrue pas, permet au liquide de s'écouler le long de ses parois. Après ces ponctions et ces lavages, il faut s'abstenir d'injecter un liquide modificateur. C'est la dernière planche de salut, mais il ne faut guère y compter. J'avoue que je n'ai jamais vu un abcès infecté se fermer.

Il n'est pas rare de voir après ces lavages la température des malades s'élever. Il faut être patient et ne pas trop s'effrayer. J'ai vu des enfants rester 15 et même 30 jours avec 40 et 41° chaque soir.

Si la fistulisation s'est faite et que la température ne cesse point, on peut faire l'opération de Trèves si la région le comporte, mais il faut bien se dire que c'est une thérapeutique symptomatique, qui procurera quelque survie au malade, mais ne peut guère prétendre avoir un autre résultat.

Intoxication. — On voit parfois se produire après l'injection de naphtol des phénomènes d'intoxication. Le malade pâlit, se couvre d'une sueur froide, perd plus ou moins complètement connaissance, mâchonne, puis présente un peu d'agitation, des mouvements incohérents, pouvant aller jusqu'aux crises épileptiformes, de la toux, un pouls filiforme et des vomissements, qui ont souvent l'odeur du naphtol. L'accident suit en général de très près l'injection (5 minutes en moyenne). Parfois les convulsions se généralisent, envahissent les membres, les muscles du larynx, le diaphragme, etc. Le malade se refroidit de plus en plus, tombe dans le coma dont il est réveillé de temps à autre par des accès convulsifs. La mort peut être l'aboutissant de cet état de choses.

Il semble que l'intoxication soit le fait d'une idiosyncrasie, souvent un malade qui a eu des accidents à une première injection a toute chance pour en avoir à la seconde.

Je me souviens d'un grand coxalgique de 20 ans atteint de fistule, qui présentait quelques troubles chaque fois que je lui introduisais une mèche naphtolée dans le trajet. Il avait pendant toute la journée le goût du naphtol dans la bouche, se sentait mal à l'aise et ne mangeait pas. Il est impossible de prévoir ces accidents. Cependant l'ouverture de quelques vaisseaux sanguins pendant la ponction les favorise peut-être un peu.

Toutes les fois qu'un malade aura présenté des phénomènes d'intoxication, il vaut mieux changer le liquide modificateur et recourir à l'éther iodoformé.

c) — Éther iodoformé.

Je crois que la valeur *de l'éther iodoformé est un peu inférieure* à celle du naphtol — et dans les nombreux cas où je l'ai vu employer, la guérison m'a paru plus longue. Je laisserai de côté l'action physiologique et thérapeutique générale de l'iodoforme, question du reste très controversée, pour ne m'occuper que du côté clinique.

MM. Bruns et Wauverck ont fait un examen clinique et histologique de la question qui nous occupe. Ils ouvrent l'abcès plus ou moins longtemps après l'injection en extirpant les parois dans toute l'épaisseur. La série des transformations anatomiques montre que les bacilles de la couche de granulations tuberculeuses périssent ; la prolifération du tissu tuberculeux cesse peu à peu ; il s'établit un exsudat riche de cellules qui imprègnent et relâchent le tissu tuberculeux encore existant. Il se développe en même temps sous une forte prolifération de la couche des cellules fusiformes un tissu de granulations saines extrêmement vasculaires, enlevant de plus en plus les parties tuberculeuses qui subissent la dégénérescence granulo-graisseuse ; après la disparition des tubercules le système vasculaire s'oblitère, les granulations disparaissent ou se transforment en même temps que la couche des cellules fusiformes en tissu conjonctif, l'exsudation cesse, le contenu de l'abcès se résorbe et les parois se rétractent et se cicatrisent.

En somme l'abcès suit le mode de guérison observé après l'emploi du naphtol, il y a accélération de la fonte de la néoplasie et substitution d'une inflammation franche à l'inflammation tuberculeuse.

La technique est en tout point celle qui est employée avec le naphtol — si ce n'est qu'après l'injection de l'éther iodoformé le trocart doit être bouché avec le doigt, l'abcès se distend sous l'influence de la vaporisation de l'éther. Lorsque la poche commence à être bien sonore (percuté au doigt) on retire le pouce et on laisse sortir les vapeurs d'éther, puis on rebouche le trocart, on répète cette manœuvre 3 à 4 fois jusqu'à ce que l'éther soit complètement vaporisé, alors seulement on enlève le trocart ou l'aiguille. L'iodoforme, grâce à la diffusibilité de l'éther, se dépose sur les parois de l'abcès.

Cette méthode présente plusieurs inconvénients que je vais signaler rapidement.

Souvent après l'injection d'éther l'aiguille se bouche, et une seconde ponction est souvent nécessaire pour permettre aux vapeurs éthérées de s'échapper.

M. Brun a rapporté dans sa thèse de nombreux cas d'intoxications, caractérisées par des phénomènes méningitiques, de la mydriase, de la papillite, etc., les doses d'éther iodoformé employées avaient été beaucoup trop fortes.

La dose à employer ne devra en aucun cas dépasser 5 grammes d'iodoforme par séance, 1 gramme à 1gr,50 suffisent toujours.

Si l'on n'a pas soin de veiller à ce que toutes les vapeurs d'éther soient évacuées, il peut se développer de la gangrène des parois de la poche et de la peau qui la recouvre. Certains auteurs préfèrent laisser l'éther se vaporiser dans la poche et distendre les parois de l'abcès, souvent alors, le trocart ou l'aiguille retirée, on voit les vapeurs d'éther ressortir seules (l'iodoforme restant dans la poche) par l'orifice de la ponction.

Quant à la fréquence des ponctions, il faut suivre en tout point les règles qui ont été énoncées à propos de l'emploi du naphtol.

Du nombre des ponctions nécessaires pour obtenir la guérison? — Il arrive dans certains cas qu'après la 4e ponction et injection de naphtol le pus se reproduise; si 5 ou 6 ponctions devenaient nécessaires, on se trouverait souvent bien de l'injection d'éther iodoformé qui souvent tarira l'abcès en une ou deux séances, en donnant aux processus tuberculeux le coup de grâce.

Le naphtol injecté agit-il sur les lésions osseuses? Cela peut être dans certains cas. Mais souvent la forme sacciforme de l'abcès y mettra obstacle. Cela aura d'autant plus de chance de se produire que les vertèbres cariées auront été écartées par le redressement.

Après la 4e ou 5e ponction, si l'abcès donne peu de pus, on peut se dispenser d'injecter un liquide modificateur, et faire la compression de l'abcès si la région le comporte.

Je crois bon de toujours commencer les injections modificatrices par le naphtol et n'employer l'éther que si l'abcès avait tendance à persister.

Si l'on commence par injecter à la première ponction de l'éther iodoformé, la guérison sera, je crois, un peu plus longue. Il faut systématiquement mettre un intervalle de 12 jours à 3 semaines entre chaque ponction. Si l'on a injecté peu, la poche ne se fistulisera jamais. Il ne faut pas ponctionner sous prétexte que le pus s'est un peu reformé, on doit attendre, il n'y a aucun inconvénient à laisser la fonte se faire, et il pourrait y en avoir beaucoup si l'on faisait des ponctions intempestives.

Les chirurgiens d'enfants ne s'accordent pas sur la valeur respective de l'éther et du naphtol. Je crois qu'elle n'est pas très différente. La variation des résultats tient surtout au *modus faciendi*. Les uns ponctionnent souvent, les autres rarement. Il faut aussi tenir grand compte de la quantité injectée.

Et je crois que les accidents imputés soit à l'éther, soit au naphtol tiennent surtout à la mauvaise technique employée. La surinfection de l'abcès peut se voir également avec l'éther, puisqu'elle est sous la dépendance de la septicité de l'opérateur.

ABCÈS INFECTÉS D'EMBLÉE

Il arrive parfois qu'avant toute ponction et toute injection modificatrice l'abcès soit infecté. Le médecin n'est pas responsable des accidents qui se produisent, et les ressources de la thérapeutique chirurgicale sont bien souvent impuissantes à empêcher la fistulisation.

Dans les abcès de la fosse iliaque, l'odeur du pus est parfois fétide, rappelant en cela celle que l'on rencontre dans les abcès chauds péri-intestinaux (abcès périnéphrétique, appendicite suppurée, etc.). Dans le cas présent, on n'est réduit qu'à des hypothèses sur le mode d'infection. Le tuberculome qui a engendré l'abcès doit être arrivé à la suppuration complète, sa paroi limitante tuberculogène doit être excessivement mince et séparée par très peu de tissu du tube intestinal. La propagation des microbes intestinaux doit se faire par effraction à travers les parois intestinales, sans que pour cela elles soient lésées. Les mêmes phénomènes ne se produisent-ils point d'ailleurs dans la hernie étranglée, où l'on peut trouver de la péritonite suppurée sans même qu'il y ait eu perforation ou gangrène de l'intestin.

Dans les observations que j'ai pu recueillir, la symptomatologie variait peu. Le malade présentait chaque soir de la fièvre variant de 38° à 40°. Il est souvent impossible d'en trouver la cause pendant les premiers jours. La fièvre persiste et augmente de jour en jour, et au bout de huit jours à un mois on découvre fréquemment dans les fosses iliaques un abcès volumineux. La ponction ramène un pus abondant fétide et bien lié nettement phlegmoneux, n'ayant pas les caractères du pus d'abcès froid. La collection purulente se reproduit très vite malgré l'injection de naphtol camphré, il est bientôt nécessaire de ponctionner tous les jours, et au bout de une à quatre semaines la peau devient rouge, œdémateuse et la fistulisation se produit souvent par plusieurs orifices ; malgré cela la fièvre vespérale continue (fièvre hectique) et le malade va être en proie pendant 6 mois et plus à des phénomènes de septicémie chronique jusqu'à ce qu'il soit emporté dans un accès final plus violent.

Dans les observations XXIX *bis* l'abcès a débuté par l'une des fosses iliaques, a envahi l'autre et le malade est criblé de fistules de chaque côté. Bouvier rapporte des faits semblables : « J'ai observé, dit-il, chez un des malades de mes salles l'ouverture d'un abcès dont le pus offrait une extrême fétidité au moment de sa sortie ». L'infection peut se faire aussi au voisinage de l'œsophage comme le montre l'observation XXVIII, due à l'obligeance de mon maître M. Jalaguier.

La thérapeutique est impuissante, et quoi qu'on fasse, la fistulisation se produit.

Je crois que dans un cas semblable, les lavages journaliers de la poche avec le permanganate pourraient rendre des services. Peut-être l'ouverture, très large dès le début, en redoublant d'antisepsie, pourraient-ils en avoir raison ?

Ce sera malheureusement bien rare, des diverticules et des clapiers purulents que l'injection n'atteint pas doivent être formés avant toute intervention et suffisent à l'entretien de la septicémie.

CHAPITRE VI

Quatrième cas

MAUX DE POTT ANCIENS OU DE RÉDUCTIONS DIFFICILES

Il est des cas impossibles à réduire. — Obstacles au redressement.
Il en est d'autres que l'on peut arriver à réduire en pratiquant le redressement par étapes. — Méthode de J. Wolf.

Vieux cas — ou mieux — *cas difficiles à réduire.* — La difficulté de la réduction, ainsi que je l'ai dit dans le 2e chapitre, n'est pas toujours en rapport avec l'ancienneté du mal. C'est un facteur, mais ce n'est pas le seul. Il arrive que l'on peut réduire, en déployant peu de force, un mal de Pott très ancien (6 ans) et qu'un autre, dont le début ne remonte qu'à une seule année, soit déjà très difficile à réduire.

Dans le chapitre qui nous occupe, il faut faire des distinctions et classer les malades en deux grandes catégories.

a) Totalement irréductibles ;

b) Partiellement réductibles.

a). Réduction totalement impossible.

A ces cas se rattachent tous les malades dont la lésion vertébrale est depuis longtemps guérie ; souvent il y a soudure antérieure des corps vertébraux et des lames et apophyses épineuses en arrière. La rupture d'un tel cal est impossible ; il suffit de regarder une des pièces du musée Dupuytren pour s'en rendre compte : le rachis se fracturerait plutôt au-dessus et au-dessous de la gibbosité que celle-ci ne cèderait. Je me souviens d'un malade de 20 ans, à gibbosité colossale (dorsale totale), dont le début remontait à l'âge de 2 ans. J'étais chargé d'opérer la réduction, avec mission d'aller jusqu'au bout.

J'étais arcbouté sur le dos du malade, les deux genoux joints. Je ne puis exprimer la force que j'ai déployée, mais elle était colossale (je tiens au mot). Eh bien ! j'ai la conviction intime de n'avoir *rien obtenu,* malgré des tractions très fortes faites sur les bras, tête et jambes. Je suis loin de recommander telle folie, et j'avoue que je ne la tenterai jamais, car si la colonne s'était brusquement rompue, je ne sais quel aurait été le résultat final. Dans ce cas, on peut obtenir un peu en enlevant les apophyses épineuses, qui sont allongées, hypertrophiées, c'est tout ce dont on peut espérer faire bénéficier le malade, cela diminue d'autant la gibbosité. Peut-être gagne-t-on un peu en redressant les courbures de compensation; mais je doute que ce gain se maintienne surtout chez l'adulte. La cause productrice restant la même, ses courbures se reproduiront avec l'enlèvement des corsets.

Plusieurs auteurs ont publié des accroissements énormes de la taille des enfants. Comme les méthodes de mensurations employées ne sont pas décrites, je crois qu'il ne faut pas y accorder trop grande valeur. Avec un peu de bon vouloir, on peut faire donner au rachis les mensurations que l'on veut. Une mesure pour être exacte demande des procédés très soignés. Je ne veux pas critiquer les accroissements de la taille publiés, les auteurs ont été assurément de bonne foi, mais ils se sont servis de méthodes défectueuses.

Je me suis amusé à contrôler à ce sujet les observations avec photographies de plusieurs, en me servant de petits calculs trigonométriques assez simples. J'ai pu relever des erreurs très notables dans les faits publiés.

Si dans ces vieux cas l'on parvenait à rompre le rachis, en admettant que le malade survive à l'opération, la colonne vertébrale présenterait au niveau du siège de la fracture un angle rentrant en avant, mais au-dessus et au-dessous de cet angle les courbures de la gibbosité n'en persisteraient pas moins. On aurait en somme deux gibbosités superposées. La consolidation d'une telle fracture serait aléatoire, les points osseux en contact étant limités très étroitement à une partie du rachis postérieur.

Quel est l'obstacle au redressement des cas récents(1 à 3 ans)? — J'ai souvent vu des enfants atteints de gibbosités petites devenir irréductibles. Je crois que cela tient à deux causes : le traitement antérieur et le siège de la lésion. Si le malade a été traité par des corsets assez bien faits, dès le début, et qui auront opéré un peu de redressement dans la suspension de Sayre, l'appareil pourra avoir empêché en partie la déformation de se produire et favorisé l'apparition de l'ankylose du rachis postérieur. Si cela est, les tentatives de réduction seront impuissantes et, comme je l'ai montré, l'ankylose étant d'autant plus rapide et plus forte que le mal de Pott est plus bas situé, on comprend pourquoi certaines gibbosités lombaires petites deviennent rapidement inopérables. Lors de mon séjour à Berlin, M. Kareswski me pria d'opérer une jeune fille de 12 ans, atteinte de petite gibbosité des deux dernières lombaires : le début remontait à un an au plus. Malgré l'emploi d'une grande force, je ne pus opérer la réduction. A quoi bon insister dans ces cas, la gibbosité est petite et facile à masquer. On peut faire bénéficier le malade de l'ablation des apophyses épineuses, c'est la seule opération qu'il soit raisonnable de tenter. Il est préférable de laisser l'enfant marcher avec un bon corset plutôt que de risquer de rompre l'ankylose, et faire courir à l'enfant des risques qui véritablement ne seront pas en rapport des bénéfices qu'il peut en retirer.

Ces gibbosités sont souvent limitées à deux vertèbres et la bourse séreuse qui les recouvre contribue en grande partie à former la gibbosité.

b) Cas partiellement réductibles.

Il est tout une catégorie de cas partiellement réductibles. — Contre ces gibbosités, on peut souvent beaucoup et parfois tout. Ce sont souvent des déviations à grande courbure, plusieurs vertèbres sont prises. L'ankylose antérieure n'existe pas encore, quelquefois deux lames vertébrales sont soudées en arrière et les autres sont libres; dans ce cas, on peut gagner beaucoup sur les arcs sus et sous-jacents à ceux ankylosés.

Souvent aussi il n'y a pas d'ankylose, mais les arcs ont glissé un peu sur la face supérieure les uns sur les autres, et de plus les lames se sont hypertrophiées à leur partie dorsale: leurs apophyses épineuses sont souvent en contact, elles se sont courbées sur la gibbosité en s'aplatissant et présentant une gouttière inférieure, leur extrémité est devenue bifide. Comme les arcs postérieurs ne se correspondent plus bien, il sera souvent impossible de redresser beaucoup. Les arcs vertébraux arrivant bientôt à être en contact, pour que la réduction se fasse, ils seraient obligés de se soulever les uns les autres en s'appuyant sur leur partie postérieure, ce qui est empêché par les liens qui les unissent. Dans ce cas, la réduction partielle *et par étapes* doit être employée. Par ce procédé, on gagne un peu chaque fois, et l'on arrive à remonter un peu les arcs les uns sur les autres et à les mettre ainsi dans des conditions aptes à permettre le redressement. Et c'est dans ces cas, on le comprend, que l'ablation des apophyses épineuses peut favoriser le redressement, et pour y arriver, je crois le procédé par étapes du Pr Julius Wolf être la méthode de choix. Voici en quoi il consiste : Dans une première séance, il essaie le redressement et applique un corset orthopédique en plâtre.

Le malade revient au bout de 8 à 10 jours, on pratique une fenêtre verticale de 5 à 7 centimètres de large au niveau de la gibbosité; la longueur de la fenêtre égale celle de la bosse. L'enfant est mis dans la suspension, un aide maintient le bassin, un autre les épaules et le chirurgien presse fortement en arrière sur la gibbosité. Lorsqu'il est arrivé au maximum de réduction possible, pendant que la pression est continuée sur la gibbosité, un aide applique de la charpie plâtrée tout autour de la gibbosité en laissant les apophyses épineuses libres. La même manœuvre est recommencée tous les 10 à 15 jours. On a soin d'enlever, avant la pression, la charpie plâtrée précédemment mise. J'ai vu Wolf obtenir de très jolis résultats par cette méthode. Le corps de l'enfant ne doit être recouvert que d'un jersey. Wolf m'a dit ne jamais avoir d'escarre. Il y a, en effet, interposition d'une forte couche musculaire entre les lames vertébrales et le plâtre.

M. Calot est arrivé plusieurs fois à réduire ses malades en une seule séance. Je ne crois pas cette pratique prudente. Il est beaucoup plus logique et moins dangereux d'employer le procédé de J. Wolf. C'est dans cet ordre de faits que les manœuvres de force ont été mises en œuvre. La réduction ne *peut être obtenue qu'à ce prix* ; des pressions légères ne donneraient aucun résultat. Le procédé par étapes est, je crois, sans danger, on va très progressivement, le rachis et les parties qui en dépendent s'accommodent insensiblement à leur nouvelle situation.

Quand doit-on employer ce procédé? — Toutes les fois qu'une première tentative de réduction aura donné un léger gain, on pourra espérer arriver peu à peu à obtenir la parfaite rectitude du rachis. Ces gibbosités ont grande tendance à se reproduire ; elles demanderont beaucoup plus de ténacité et de persévérance que dans tous les autres cas. Il est inutile d'ajouter que la marche doit être conseillée quelques jours après la première opération.

Si l'on a réduit partiellement une première fois, en faisant quelque temps après l'ablation des apophyses épineuses, on pourra arriver au redressement complet (Obs. XV).

Souvent, je l'ai dit, la réduction est rendue impossible de par l'existence d'une ankylose rachidienne antérieure et plus souvent postérieure. Si toutes les tentatives de réduction ont été infructueuses, doit-on, comme Calot l'a fait une fois, aller sectionner le rachis en avant? je ne crois pas cette pratique rationnelle, le premier et seul cas qui ait été opéré n'est pas fait pour encourager ! Arriverait-on à rompre l'ankylose antérieure que celle des lames, si elle existait, ne serait pas détruite. J'ai vu dans un cas, où l'on présumait qu'il y avait seulement ankylose postérieure, faire la section d'une lame dans toute sa circonférence. La réduction fut après comme avant impossible. Je ne crois que ce soit une opération rationnelle, en admettant que la rupture se produise, on aurait 2 segments de bosses superposés, et au niveau de la fracture les fragments du rachis n'auraient plus comme continuité qu'une petite partie de la région postérieure de l'arc fracturé.

Une des graves complications de l'emploi de la violence dans ces vieux cas serait la rupture du rachis au-dessus des points malades. J'ai vu le fait se produire une fois. La moelle était embrochée par une esquille. Le malade mourut au bout de quelques mois dans un état de maigreur et de cachexie extrême, il présentait d'énormes escarres spontanées du dos, du sacrum et de la paralysie viscérale (rectum et vessie) accompagnée de paralysie des membres inférieurs.

L'ancienneté et le volume de la gibbosité ne doit pas faire hésiter le chirurgien, il faut toujours tenter le redressement, puisqu'il n'est guère possible de juger *a priori* de l'irréductibilité de la déformation. Un abcès récemment guéri est en faveur du redressement puisque ce fait laisse présumer que le mal est encore en évolution.

CHAPITRE VII

Cinquième cas.

GIBBOSITÉ AVEC PARALYSIE

La paralysie est une indication formelle au redressement.

La paralysie est une indication *formelle* au redressement. Je ne connais qu'un seul cas de paralysie survenu longtemps après les redressement, observation VII *bis*, et qui ne peut guère lui être imputable.

Les paralysies pottiques abandonnées à elles-mêmes, guérissent souvent spontanément. Dans les cas rebelles, on a proposé et tenté souvent la laminectomie ; beaucoup de chirurgiens d'enfants ont eu recours à cette opération, autrefois préconisée ; elle est à cette heure abandonnée de tout le monde, je pense. Quant au redressement, même s'il offre des dangers, ils sont toujours moindres que s'il s'agissait d'une laminectomie.

La réduction a eu la plus heureuse influence sur la paralysie (Obs. XVI à XX). L'observation XVIII nous offre un bel exemple de paralysie ancienne (2 ans) guérie quelques jours après l'opération. L'amélioration suit souvent de très près la réduction. La paralysie, loin d'être une contre-indication au redressement, est donc indiquée plus que dans tout autre cas et les heureux résultats que l'on a obtenus sont un appoint, et non des moindres, en faveur de la nouvelle méthode.

Si les malades paralysés étaient cachectiques et atteints d'escarre, il serait bon après le redressement de les recouvrir d'une couche de ouate un peu épaisse avant l'application du corset, quitte à faire un meilleur appareil après disparition de la paralysie.

Celle-ci disparaîtra-t-elle toujours après le redressement? Non, assurément, j'ai vu plusieurs cas rebelles, mais très souvent on aura l'agréable surprise de la voir céder.

On se trouve parfois en présence d'enfants atteints de maux de Pott anciens, dont le début remonte à plusieurs années, 5 et 6 ans et plus, et chez qui la paralysie apparaît.

L'ancienneté du mal doit-elle faire hésiter le chirurgien? Nullement, l'indication est formelle, il faut tenter le redressement, et aller jusqu'à l'emploi d'une très grande force. Bien souvent le succès couronnera nos peines.

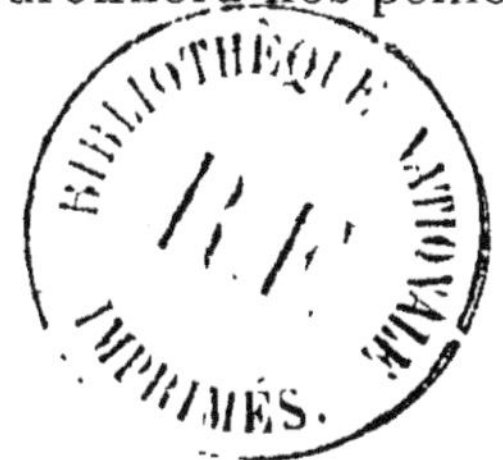

CHAPITRE VIII

Sixième cas.

MAL DE POTT AVEC FISTULE

Il est deux sortes de fistules : les fistules aseptiques et les fistules septiques. — Les premières sont peu graves, les secondes aboutissent presque toujours à la mort.

Il est dans le mal de Pott une complication plus grave que l'apparition des gibbosités, c'est la fistulisation des abcès. On ne saurait donc avoir trop présent à l'esprit cette terrible complication.

Il est 2 sortes de fistules : a) les fistules aseptiques, b) les fistules surinfectées.

a) — Fistules aseptiques.

Par fistules aseptiques il faut entendre celles qui ne contiennent que le bacille de Koch, et n'ont point comme hôtes les microbes de la suppuration vulgaire. Je vais montrer en deux mots quel sont les pathogénies ordinaires de cette fistule. Parfois le chirurgien a voulu ouvrir un abcès fermé, mais le plus souvent il s'agit d'un abcès en cours de traitement, dont on n'a pu empêcher la fistulisation, soit parce que les ponctions n'ont pas été faites selon les règles voulues, soit que l'on ait trop tardé à ponctionner et que l'ouverture s'en soit faite par inoculation tuberculeuse aux muscles et à la peau ou que la distension de la poche ait fait éclater celle-ci à la manière des tumeurs sarcomateuses.

Si cette ouverture a eu lieu sous un pansement aseptique, l'abcès ne s'infecte pas, et avec beaucoup de soin et des pansements irréprochables on peut empêcher la surinfection de l'abcès et guérir la fistule (Obs. XV). J'ai eu l'occasion de voir plusieurs fois des abcès en traitement, pour lesquels on avait trop tardé à faire la ponction, s'ouvrir spontanément sous un pansement très propre, et les retrouver cicatrisés sous ce même pansement qui avait été souillé par le pus tuberculeux dans l'intervalle des ponctions.

Ces ouvertures sont généralement uniques, et leur orifice est muni de bourgeons charnus qui lui donnent l'aspect de cul-de-poule. Il est souvent facile de fermer ces petites fistulettes ; il suffit de cautériser avec une solution de chlorure de zinc au 1/10e ou d'acide lactique au 1/20e. Il m'est arrivé plusieurs fois d'en obtenir la cicatrisation dans la coxalgie ou d'autres tumeurs blanches du genou. Un seul attouchement suffit ordinairement pour amener la guérison. Il faut éviter pendant 8 à 10 jours d'injecter du liquide modificateur dans la poche de l'abcès, et si celui-ci n'était pas tari, il faudrait le ponctionner en des endroits distants de l'ancienne fistule. Si la région le permet on fera bien d'en faire la compression.

Ces abcès ouverts à l'extérieur ne sont pas graves par eux-mêmes, mais il faut tout faire pour les fermer, c'est une porte continuellement offerte à la surinfection, et si jamais celle-ci se produisait le pronostic serait singulièrement assombri.

b) — Fistules septiques.

En parlant des abcès j'ai suffisamment indiqué les différentes causes qui peuvent amener l'infection de l'abcès sans qu'il me soit besoin d'y revenir à nouveau. J'ai montré quel était la gravité du pronostic. Ces malades sont voués à la septicémie aiguë (Obs. XXVIII), subaiguë (Obs. XXIV et XXXIX) ou chronique (Obs. XXIII, XXV, XXVII, XXIX bis et XXXV), et dans ce dernier cas le malade présente souvent l'ensemble de phénomènes auquel on donnait le nom de *fièvre hectique,* fièvre occasionnée par une imprégnation continue de l'organisme par les poisons septiques formés dans les clapiers purulents, où le drainage se fait mal.

La fièvre est en général peu intense au début de la journée ; puis le soir la température monte à 38° et même 40°. Il peut y avoir des rémissions complètes pendant un ou plusieurs jours et même des semaines, et il est étonnant que certains de ces malades puissent vivre des années dans cet état (Obs. XXVII).

Il est très curieux de voir que parfois ils conservent pendant très longtemps un excellent appétit. Mais peu à peu ils périclitent et s'épuisent, la diarrhée s'installe, l'albuminurie avec la dégénérescence amyloïde des viscères a lieu, et la mort arrive dans le dépérissement et le marasme.

Le redressement est absolument contre-indiqué dans ces cas; nous ne savons jamais si le foyer vertébral ne communique pas avec la fistule; et alors la réduction ouvrirait largement le foyer osseux à l'infection ascendante; si la suppuration n'est pas par trop abondante et que le malade paraisse pouvoir vivre longtemps encore, il faudra le traiter avec persévérance comme si le résultat devait être favorable, et voici la conduite que je tiendrai en pareil cas; j'immobiliserai le rachis en appliquant le corset dans la suspension. Mais en aucun cas il ne faut faire aucune tentative de réduction. Pour retrouver l'orifice des fistules il suffit de recourir au moyen indiqué par Sayre et décrit au chapitre II. Avant l'application du corset, on aura appliqué un pansement à plat sur les fistules. Lorsque le plâtre sera sec, des fenêtres seront faites à leur niveau.

Quel est le traitement de cet abcès fistulisé? Les pansements à plat, les lavages de la poche au permanganate, sublimé, etc. Tous ces moyens seront malheureusement presque toujours impuissants. Il est des fistules qui donnent peu de pus et qui après avoir suppuré beaucoup finissent par se tarir un peu. J'ai vu 2 cas (Obs. XXIX et XXXV) où je croyais avoir fermé les fistules de mes malades, mais au bout de 15 à 20 jours elles se sont reproduites. Voici ce que j'avais fait: j'avais injecté à plusieurs reprises du naphtol dans les trajets fistuleux, les fongosités qui les tapissaient s'étaient ramollies et les pansements étaient plus souillés. Puis les parois s'étaient cicatrisées. Il est fort probable que j'avais tari et guéri même la partie externe du trajet, mais quant aux clapiers purulents profonds, je n'avais pu les atteindre, j'avais enfermé le loup dans la bergerie. C'est l'histoire des fistules à répétition, suite de résection de la hanche (Obs. XXV).

Peut-on arriver à la guérison dans certains cas? Peut-être, mais le fait doit être bien rare. *Et en disant que la fistulisation des abcès dans le mal de Pott aboutit presque toujours à la mort, j'ai la conviction d'être bien près de la vérité.*

Doit-on faire marcher les malades porteurs de fistules? S'ils n'ont pas de fièvre, pas d'attitude vicieuse, si leur dos est droit et si leur suppuration n'est pas abondante, cela ne peut pas être mauvais; mais au cas contraire il faut s'en abstenir.

Si l'on s'acharne un peu à vouloir guérir les fistules, en faisant des lavages ou des grattages, on n'arrive souvent qu'à un seul résultat, c'est d'augmenter l'intensité des phénomènes septicémiques. L'immobilisation, l'expectative et des pansements très propres sont, je crois, les seuls traitements à mettre en œuvre.

CHAPITRE IX

STATIQUE VERTÉBRALE DES GIBBEUX REDRESSÉS

Les changements dans la statique sont plutôt en rapport avec le siège de la gibbosité qu'avec son volume.

La colonne vertébrale de l'homme présente 3 courbures, et celles-ci sont nécessitées, obligées en quelque sorte par la position debout.

Pour que le lecteur puisse suivre les développements qui vont suivre, je vais rappeler quelques notions de statique vertébrale.

A la naissance, le rachis présente une seule inflexion, la courbure dorsale, cette colonne est celle d'un quadrupède, puis peu à peu l'enfant est obligé de soutenir le poids de la tête, d'où il s'ensuit comme conséquence l'apparition de la courbure cervicale. Ce rachis infantile a son analogue chez le singe anthropoïde. Puis, vers 1 à 2 ans, l'enfant commence à marcher, et pour cela faire, il est obligé pour garder l'équilibre de cambrer la colonne lombaire, telle est la pathogénie de la courbure inférieure du rachis, dont l'agent déterminant actif est la masse sacro-lombaire.

Cette courbure des lombes varie avec chaque individu, chaque malade s'adaptant au mieux à sa fonction et s'équilibrant à sa façon, Bichat disait qu'on distinguerait toujours le soldat qui a vieilli dans les rangs du laboureur qui a passé sa vie penché sur la charrue, de même l'attitude des gens qui habitent la montagne, habitués à gravir les montagnes, diffère de celle des gens de plaine. Le rachitique au ventre gros et flasque est obligé de se cambrer en arrière pour retrouver l'équilibre. Bref, les courbures du rachis sont en rapport avec la conformation et la profession de l'individu. Ce sont des courbures statiques de nécessité. Toutes les fois que l'on examine une colonne vertébrale, avant d'imputer ce que l'on voit à des causes pathologiques, il faut donc s'enquérir du sexe de l'enfant, de sa conformation générale, de ses antécédents pathologiques et héréditaires, etc.

Voyons quelles sont normalement les conditions d'équilibre du corps dans la position debout. Le centre de gravité du tronc siège au niveau de la 9e dorsale; pour garder l'équilibre, la verticale tirée de ce centre de gravité doit tomber en arrière, ou tout au moins sur la ligne qui réunit les têtes fémorales. Le bassin, dans la position militaire, est au maximum d'extension sur les fémurs, extension limitée par la tension des ligaments capsulaires antérieurs, et en particulier du fort ligament de Bertin. Si pour une cause quelconque le centre de gravité du corps est déplacé et tombe en avant de la ligne bifémorale, l'équilibre est rompu. Le poids du corps va tomber en avant et entraîner le bassin en flexion. Pour éviter cela et rétablir l'équilibre, il est nécessaire que la cambrure s'accentue davantage et reporte ainsi le centre de gravité en arrière.

Examinons le cas d'un mal de Pott lombaire. La courbure inférieure du rachis commence vers la 9e dorsale et se termine au sacrum, sa courbe n'est pas d'un rayon uniforme. Le maximum de la courbure siège le plus souvent entre l'articulation de la 3e et celle de la 4e lombaire, souvent aussi entre les 4e et 5e. Le point culminant de la courbe est donc assez près de sa terminaison. Les mouvements de cette partie ont une amplitude d'autant plus marquée que l'on est plus près de ce point culminant. Supposons pour un instant que la carie ait détruit les 3e et 4e lombaires, et que les arcs postérieurs de ces 2 vertèbres se soient ankylosés dans la rectitude, comme cela a lieu généralement après le redressement. Que va-t-il en résulter? La courbure des lombes au lieu d'être concave en arrière, va être redressée, rendue rectiligne, aux points ankylosés et, comme conséquence, toute la partie de la colonne vertébrale sus-jacente va être transportée en avant, et avec elle le centre de gravité qui va ainsi tomber au-devant de la ligne axiale des têtes fémorales; l'équilibre est rompu, et pour le rétablir l'enfant est obligé de cambrer la partie de la colonne lombaire sus-jacente aux vertèbres ankylosés. Cette cambrure sera prononcée, puisqu'elle a réduit la partie la plus accentuée de la courbe lombaire.

J'ai vu une petite malade de Calot, dont le cas correspondait précisément à ce que je viens d'énoncer, la lordose lombaire était très accentuée, bien que l'affection fût limitée à 2 vertèbres. Il est un fait très remarquable, c'est que la compensation se fait sur place, dans la courbure même dont le mécanisme a été troublé. Les 3 courbures du rachis sont en grande partie indépendantes les unes des autres, et il n'est pas rare de rencontrer des reins creux surmontés d'un dos plat (Charpy).

L'ankylose peut se faire sur 4 à 6 vertèbres et nécessiter dans la statique une courbure compensatrice moindre. Si elle se fait sur la partie supérieure de la courbe lombaire dont le rayon est très grand, les conditions d'équilibre seront beaucoup moins influencées. Chez Adolphe (Obs. X, maladie à gibbosité énorme ou 4 à 5 vertèbres, 3 dorsales inférieures et 2 lombaires sont ankylosées), il existe bien une lordose des dernières lombaires et un rejettement en masse du corps en arrière pendant la marche. Mais ces phénomènes sont de beaucoup moins prononcés que chez la petite fille que j'ai citée plus haut, où 2 vertèbres seulement étaient ankylosées.

Tout mouvement se passant dans une articulation vertébrale retentit sur toute la pyramide vertébrale.

La courbure de compensation a lieu tantôt au-dessus, tantôt au-dessous des points ankylosés, parfois dans les deux sens. Une étude longue et minutieuse permettrait de la prévoir à peu près dans chaque cas particulier. Et avec un peu de réflexion, on arrive très bien à se rendre compte du volume qu'a présenté une gibbosité réduite et consolidée.

Chez les enfants en traitement et qui marchent maintenus dans l'appareil plâtré, la lordose est augmentée de ce fait. Le centre de gravité de l'appareil tombe en effet au milieu du corset, et produit par contre le même effet qu'une tumeur abdominale, et tout le monde sait que chez les femmes enceintes l'ensellure est accrue, nécessitée qu'elle est par les nouvelles conditions de statique faciles à concevoir.

Un mal de Pott soigné au début et qui aurait eu la bonne fortune de guérir sans ankylose et sans perte dans ses corps vertébraux, aurait donc de la lordose s'il avait subi le traitement ambulatoire soutenu dans un corset plâtré. Cette lordose disparaîtrait du reste peu à peu pour des raisons inverses, lorsque l'on supprimerait l'appareil.

Voilà donc dans le mal de Pott deux causes réunies qui contribuent l'une et l'autre à la production de la lordose.

Avec la cessation du port du corset la lordose imputable à cet appareil disparaîtra; il est d'ailleurs dans les deux cas le facteur de beaucoup le moins important.

Faut-il s'alarmer à l'avance de cette lordose, je ne crois pas; elle se cache facilement et n'est point très disgracieuse — de deux maux il faut choisir le moindre — et celui-ci est bien léger.

CHAPITRE X

CONSOLIDATION DU RACHIS APRÈS REDRESSEMENT

L'écart produit en avant par le redressement ne se comble pas. — La colonne vertébrale se tasse et s'ankylose dans le rachis postérieur. — L'ankylose se fait d'autant mieux et plus rapidement que la gibbosité est plus bas située. — La consolidation des maux de Pott inférieurs est certaine. — Quant à celle des maux de Pott dorsaux supérieurs et cervicaux, elle est douteuse.

Dès le début des publications de Calot, beaucoup de chirurgiens ont avancé que les maux de Pott qui avaient subi la nouvelle opération ne resteraient pas réduits, que la colonne vertébrale redeviendrait après l'ablation des corsets, ce qu'elle était avant le traitement.

Ces craintes justifiées, sont dès-maintenant réduites à néant. Dans sa dernière communication à l'Académie, Calot a montré un grand nombre d'enfants dont le rachis, d'ailleurs tout à fait droit, était au niveau des points antérieurement malades, parfaitement consolidé.

Je vais exposer brièvement mes recherches personnelles sur ce sujet, recherches qui ont fait l'objet d'une communication au Congrès de Moscou (1897) et montrer quel est le mode de consolidation du rachis.

Avant d'aborder cette question, je veux dire quelques mots du mode habituel de guérison des gibbosités pottiques et montrer les différences qui existent dans une consolidation *après redressement*.

La réparation dans le mal de Pott se fait toujours fort lentement et demande le plus souvent plusieurs années avant d'être complète. C'est ce qui explique la facile réduction chez des enfants dont la lésion a débuté il y a 1, 2, 3, 4 et même 5 ans.

L'ancienneté d'un mal de Pott n'est donc pas une contre-indication au redressement et il est étonnant de voir la facilité avec laquelle on arrive parfois au redressement.

Le mal de Pott non réduit se consolide suivant 3 modes différents.

RÉPARATION NORMALE DU RACHIS

a) Par cal fibreux.

Entre les vertèbres cariées mises au contact, c'est un mode assez rare, ce cal peut arriver à être très résistant et empêcher tout mouvement des segments du rachis ; les fongosités se sont peu à peu résorbées et ont été remplacées par du tissu fibreux.

b) Par soudure osseuse.

La consolidation peut se faire par *soudure osseuse* directe entre 2 vertèbres. On peut avoir dans ce cas un tissu osseux de cicatrice extrêmement résistant; dans une autopsie que nous avons faite à Berck avec M. Calot chez un malade dont l'affection remontait à 12 ans, il nous a été impossible de rompre ce cal, dont la solidité *était extrême*. Le segment de rachis ankylosé séparé du malade, il fut impossible de le rompre sur la table d'autopsie.

Il est impossible dans ces cas, d'arriver sur le vivant à un redressement du fait des vertèbres primitivement malades. Si l'on obtient quelque gain, tout se passe au-dessus et au-dessous des parties ankylosées.

Ce mode de consolidation est celui que l'on voit le plus habituellement se faire. La durée en est heureusement très longue.

c) Par travées périphériques.

Il arrive parfois que la soudure se fait par jetées périphériques qui entourent les vertèbres; c'est un mode de consolidation fréquent dans les fractures des membres, mais fort rare dans le mal de Pott. Ces travées sont quelquefois en assez grand nombre et elles arrivent dans certains cas à englober

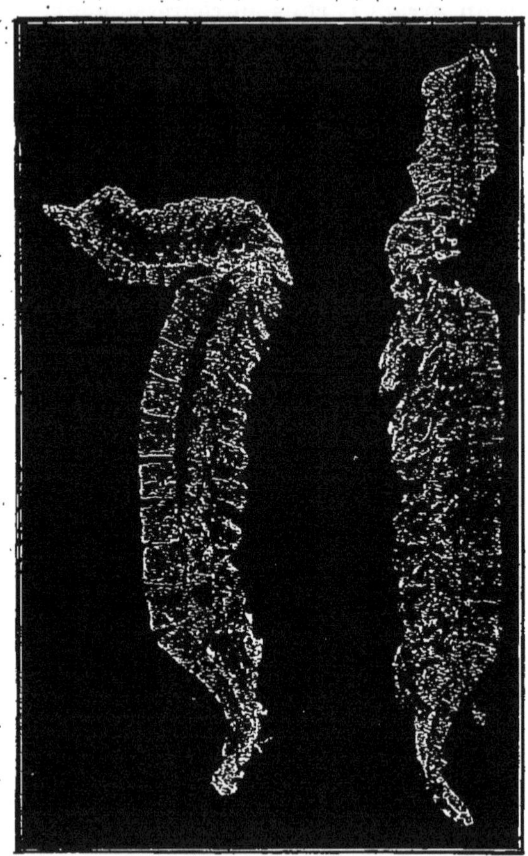

Fig. IX. — Mal de Pott dorsal supérieur, avec gibbosité à angle droit. Destruction de six corps vertébraux. Aucune trace de soudure ni d'hyperostose. On voit sur cette coupe médiane, d'un côté les rapports des deux segments rachidiens avec l'inflexion, de l'autre côté le résultat du redressement. Vaste caverne (Collection de l'Hôpital maritime).

M. Ménard. *Presse medicale*, 14 juillet 1897.

les apophyses articulaires et épineuses. Elles siègent plus souvent sur les parties latérales que sur les parties antérieures.

Somme toute, comme le fait ressortir Mesnard dans une critique fort intéressante, la tuberculose osseuse a fort peu de tendance à se consolider par des néoformations osseuses, et cela au rachis plus que partout ailleurs. Le mode ordinaire de consolidation est donc la cicatrisation d'os à os après disparition et résorption des fongosités tuberculeuses.

Si comme nous le faisons dans la réduction de la gibbosité, nous écartons les vertèbres et créons de ce fait des cavités de $0^{m},10$ de longueur entre les corps vertébraux, que pouvons-nous espérer? La consolidation osseuse qui a déjà tant de peine à se faire normalement quand le contact vertébral a lieu corps à corps, n'arrivera *a fortiori* jamais à se produire et le jour où le malade sera mis sur pied sans corset, sa gibbosité reparaîtra et avec elle tout un cortège de dangers que l'on peut prévoir.

Tout ceci est parfaitement exact et je crois qu'il ne faut guère compter sur la prolifération osseuse, qui a si peu de tendance à se produire.

RÉPARATION APRÈS REDRESSEMENT

a) Le rachis se tasse en arrière.

Dans un mal de Pott réduit, les conditions sont tout autres, le redressement qui a remis le rachis dans la rectitude, va favoriser, grâce à des conditions particulières que je vais indiquer, la consolidation de la colonne vertébrale au niveau du rachis postérieur (arc, lames, tout ce qui est en arrière du corps vertébral) et cette consolidation se fera d'autant plus rapidement et plus solidement que la gibbosité elle-même siègera dans une position plus voisisine du sacrum.

Avant d'examiner la genèse de cette consolidation et les divers cas qu'il faut envisager, voyons les conditions dans lesquelles va se trouver une gibbosité réduite.

Prenons, pour la facilité de la description, un mal de Pott dorsal inférieur ou lombaire. Je suppose qu'il y ait destruction totale de la 2e lombaire par exemple.

La gibbosité est assez prononcée, et si nous remettons le rachis dans la rectitude, il va se produire à sa partie antérieure une cavité dont la grandeur correspondra précisément au volume de la vertèbre disparue, 3 ou 4 centimètres par exemple en hauteur.

Le rachis dans son état normal est maintenu dans la rectitude par l'ampilement des divers disques vertébraux. Supprimez un corps vertébral et la gibbosité va immédiatement se reproduire.

Si nous replaçons ce rachis en sa position normale, et qu'au moyen d'un appareil de fixation nous le maintenions dans cette position, que va-t-il devenir? A la partie antérieure, plus de corps vertébral, mais en arrière la continuité correspondante du rachis n'a pas disparu (fig. IX).

Il se maintient grâce à l'articulation des apophyses articulaires. Mais celles-ci dans la région qui nous occupe, sont à peu près verticales. Ces petites articulations ont des ligaments peu résistants, incapables en tout cas de supporter le poids de toute la partie du corps sus-jacente à cette vertèbre ; il va en résulter fatalement, la luxation des apophyses articulaires de la vertèbre disparue sur celles des vertèbres sus et sous-jacentes. Les lames vertébrales elles-mêmes sont à peu près verticales.

Il va y avoir emboîtement réciproque des arcs postérieurs, et la luxation ne cessera que lorsque les lames vertébrales seront arrêtées par leur contact réciproque. Si plusieurs vertèbres voisines ont été détruites par la carie tuberculeuse, le même phénomène se produira sur chacune d'elles, et la cavité que l'on aura artificiellement produite se trouvera réduite dans la proportion des 2/3 et même des 4/5.

J'ai envisagé, pour la facilité de la démonstration, le cas où une vertèbre entière était totalement disparue. Il arrive fréquemment que 2 vertèbres voisines ont disparu de moitié dans leurs parties adjacentes. Il est bien facile de prévoir que là encore, la luxation va se produire, mais elle ne pourra pas être aussi complète que dans le cas précédent ; son évolution sera arrêtée au moment où les restes des vertèbres incomplètement détruites arriveront au contact, le rachis n'en conservant pas moins la rectitude. La consolidation de ces vertèbres peut alors se faire par soudure corps à corps comme cela a lieu dans le mal de Pott non réduit. Fort souvent la partie antérieure des corps vertébraux est détruite beaucoup plus que ne l'est leur partie postérieure, et dans ce cas il n'y aura que les parties postérieures du corps de la vertèbre qui seront en contact ; il restera en avant un petit hiatus.

La nature est capricieuse, et parfois il n'y a que la moitié latérale d'un corps vertébral de détruit, et celui-ci a la forme d'un coin dont l'axe serait transversal, la luxation va là encore tenter de se faire ; d'un côté elle est bientôt arrêtée par le contact du tissu restant, mais de l'autre côté le vide existant, la luxation des apophyses se fait davantage, elle est donc dans ce cas particulier surtout unilatérale. Il en résulte une déviation de la colonne vertébrale de ce côté ; le rachis est infléchi latéralement, cette courbure latérale n'a d'ailleurs que fort peu d'importance au point de vue de l'esthétique du dos, elle est corrigée en très peu de temps par des courbures de compensation, un examen très attentivement fait est nécessaire pour se rendre compte de ce fait que nous montre si clairement la radiographie.

Si plusieurs vertèbres sont détruites, ce cas peut se compliquer des précédents, il est facile en combinant les deux de se rendre compte de ce qui se passe.

Lorsque plusieurs vertèbres sont incomplètement cariées, cas fréquent, il reste souvent une partie plus ou moins considérable de la partie postérieure du corps vertébral attaché au rachis postérieur, le tassement produit par la luxation se fait suivant le mode ci-dessus décrit, et l'évolution de ce tassement se trouve limité par le contact des restes de tous ces corps vertébraux.

b) Les lames se soudent entre elles.

Toutes ces lames vertébrales fortement pressées les unes contre les autres vont se dénuder réciproquement et se souder les unes aux autres, tel est le mode habituel de consolidation du rachis après redressement. La soudure pourra se faire sur toute l'étendue de l'arc postérieur, lame apophyse épineuse, etc., et c'est pourquoi il faut, à l'encontre de Calot, respecter les apophyses épineuses dont l'ablation ne sert à rien et peut enlever un précieux atout pour la solidité rachidienne.

L'intérieur des arcs postérieurs, surtout dans la région lombaire, est inégal et recouvert d'aspérités, et l'on conçoit que le frottement des lames les unes sur les autres amène leur dénudation réciproque et leur soudure, soit par l'intermédiaire du périoste, soit d'os à os.

c). **Preuves du tassement et de l'ankylose du rachis postérieur.**

Ces luxations des arcs les uns sur les autres ne sont pas exclusives au mal de Pott, je ne saurais mieux faire que de citer les exemples suivants empruntés au traité d'anatomie de M. Poirier, et qui représentent le premier degré, l'ébauche de ce qui se voit dans le mal de Pott.

« Dans la station debout la colonne est raccourcie par le tassement des ménisques ; on remarquera que les articulations des apophyses articulaires présentent un allongement dans le sens vertical en rapport avec ce mouvement. Cela est surtout marqué à la colonne lombaire où la synoviale offre un cul-de-sac supérieur très développé.

« L'atrophie des corps vertébraux amène dans l'union des arcs au niveau de la colonne lombaire, par le fait du tassement, de véritables articulations entre les apophyses épineuses, de même les articulations des apophyses articulaires subissent une sorte de déplacement de descente qui les conduit à empiéter sur les lames vertébrales. »

Il arrive dans certains cas que la luxation se produit pendant la réduction, et souvent alors on voit une ou plusieurs apophyses en retrait sur la ligne générale des apophyses sus ou sous-jacentes. Cela est problablement dû à ce que la luxation se produit surtout sur les deux apophyses articulaires supérieures d'une lame vertébrale ; la lame bascule et devient horizontale, et si le phénomène est accentué elle peut venir faire saillie dans le canal rachidien et comprimer la moelle, j'ai vu en effet, comme je l'ai dit, un cas où un enfant avait présenté ce phénomène à un très haut degré, mourir dans les 48 heures qui suivirent l'opération.

Si, au bout de 1 ou 2 ans, la consolidation tardait à se produire, on pourra, comme l'a fait Calot, à l'aide d'une incision médiane postérieure, détacher des muscles qui recouvrent les lames vertébrales et aviver celles-ci au niveau des parties en contact qui ne se sont pas consolidées. Mais c'est une opération qui sera rarement indiquée pour la région lombaire : la consolidation était souvent déjà très avancée sinon totale dans les cas où nous avons vu Calot la tenter.

Cette méthode a, en outre, plusieurs inconvénients graves. Parfois, en allant aviver les lames trop près du pédicule, on tombe sur un abcès qui vient fuser en arrière ; j'en ai vu un exemple. On a quelquefois beaucoup de peine à en avoir raison et, si malheureusement il s'infecte, c'est un désastre irrémédiable.

Il arrive aussi que les arcs vertébraux s'infectent et donnent naissance à de l'ostéomyélite, comme je l'ai vu se produire dans un cas.

J'ai souvent eu l'occasion de faire remarquer à M. Calot, pendant ces opérations qu'il pratiquait à un moment de façon systématique, combien peu grande paraissait être *la vitalité de certaines lames vertébrales*. Elles ont parfois un aspect jaune terne, comme si l'os était nécrosé, et ressemblent assez aux sequestres que produit l'ostéomyélite. La consolidation ne se fait pas très activement au niveau de ces arcs ; mais, avec le temps, peut-être se produira-t-elle quand même. Je crois prudent, dans ce cas, de ne pas aller faire de traumatismes intempestifs.

Cette dénudation a un autre grand inconvénient : elle force au sacrifice d'une assez grande partie des muscles qui recouvrent le rachis postérieur et dont le tonus musculaire doit être de quelque appoint dans le maintien de la rectitude rachidienne. Chez les malades qui ont subi cette opération, il est souvent possible de sentir tout le rachis postérieur jusqu'aux apophyses transverses, cette partie est à fleur de peau, et n'est plus recouverte par les muscles des gouttières.

Le tassement est produit en partie par le poids de la colonne sus-jacente aux vertèbres malades, en partie par les tractions des muscles des gouttières, de l'abdomen, etc. Et, conclusion toute logique, nous conseillons la marche des malades le plus tôt possible après l'opération, pour venir en aide à ce travail de consolidation.

« La radiographie, dis-je, prouve tout cela d'une façon certaine, mais la clinique aussi. Il n'est pas rare en effet de voir pendant le redressement une apophyse épineuse se mettre en retrait, à 1 centimètre au-dessous de la ligne des autres; tout ceci est affaire de proportion, selon que l'invagination est plus ou moins complète.

« Ce tassement, dira-t-on, diminue la hauteur du canal rachidien et peut faire craindre des troubles médullaires. Erreur. La moelle très mobile dans le canal se plie et s'accommode à son nouveau contenant, elle se loge là où elle trouve de la place, en partie en avant où le rachis est libre. Il ne faut pas attribuer le plus grand rôle à la compression, dans les phénomènes médullaires, mais à l'inflammation de la moelle et de ses enveloppes. Or ces lésions de compression ne s'observent jamais en pratique; sur les 200 cas redressés de M. Calot, il y a eu à peine quelques parésies légères qui ont cédé en peu de temps. Que l'on ait des craintes, je le conçois : ne pensait-on pas, il y a deux ans, que toucher au rachis était synonyme de mort. Aux médecins justement soucieux de la moelle de leur malade je répondrai à nouveau : jamais nous n'avons vu chez les malades de notre maître de paralysie inquiétante, de parésie qui ne cède; bien au contraire, plusieurs paraplégiques, même anciens, ont vu leur paraplégie disparaître après un redressement. L'on m'objectera, leur guérison est un fait habituel; je le concède, mais dans ces circonstances le hasard eut été bien bizarre. La moelle s'accommode de peu, Charcot ne cite-t-il point des cas, où réduite à la grosseur d'une plume de corbeau et les racines des nerfs rachidiens englouties dans un tissu cicatriciel, réduits à rien, n'en restaient pas moins suffisamment conducteurs de la volonté pour faire exécuter aux muscles auxquels ils se distribuaient leurs mouvements habituels. Les craintes du côté de la moelle nous paraissent donc, d'après tout ce que nous avons vu, à peu près exclusivement théoriques.

« En résumé, notre impression, de par nos nombreuses radiographies est : que l'écart produit en avant est diminué dans la proportion des 2/3 et même des 4/5. *Ce tasssement peut amener les restes des tissus osseux des vertèbres détruites au contact et favoriser et leur soudure et leur prolifération*. Il en résultera une colonne osseuse extrêmement solide, capable sans conteste de soutenir le rachis, et rendant superflue dans bon nombre de cas toute production nouvelle. Il ne faudrait point penser que ce tassement soit chose rare, je l'ai vu à peu près constamment sur les 20 photographies prises sur des pottiques redressés. » (Ducroquet, communication au Congrès de Moscou, 1897[1].)

Conclusions. — Nous voilà donc absolument certain de la consolidation de nos maux de Pott inférieurs soumis au redressement.

Je viens d'envisager précédemment les cas qui se rapportaient à des gibbosités dorsales inférieures ou lombaires. En sera-t-il de même dans les gibbosités cervicales ou cervico-dorsales supérieures ? Je ne le crois malheureusement pas, les résultats seront moins sûrs à mesure que l'on s'attaquera aux régions supérieures du rachis.

Je ne veux point dire par là que la consolidation ne se fera jamais; non, loin de là. Mais les conditions qui favorisent l'an-

1. Voir à ce sujet, les planches I et II.

kylose des lames sont progressivement croissantes de l'atlas au sacrum, le poids augmentant dans le même sens, et l'orientation des lames s'y prêtant davantage. Dans ces régions supérieures plus que partout ailleurs, la marche précoce s'impose si l'on veut donner à son malade quelque chance d'ankylose.

Je ne mets pas en doute la consolidation du rachis pour la région cervico-dorsale, il est des observations incontestables. Ed. Oven ne cite-t-il pas un cas de tuberculose occipito-altoïdienne dans laquelle il y avait une simple soudure plastique d'os à os sans prolifération osseuse nouvelle, entre l'occipital et l'arc postérieur de l'atlas? Mais cette consolidation ne se fera pas dans tous les cas, elle sera longue à se produire et souvent il faudra recourir à une opération sanglante pour essayer de faire naître le travail de consolidation. La peine que l'on se donnera sera-t-elle toujours couronnée de succès ? Je me permets d'en douter; d'après tout ce que j'ai vu, ma conviction est loin d'être faite.

Nous savons empêcher l'évolution de la gibbosité, c'est déjà beaucoup.

Je me souviens d'une petite fille opérée depuis 2 ans pour un mal de Pott dorsal supérieur ne présentant à l'époque où je l'ai vue aucune consolidation. Cette enfant étant morte de broncho-pneumonie ordinaire, suite de grippe, la gibbosité se reproduisit après l'ablation de l'appareil.

Je dois dire qu'elle n'avait jamais marché. Elle était âgée de 5 ans et très chétive.

L'espoir d'une consolidation rapide et solide est aussi en rapport avec l'âge de l'enfant ; plus celui-ci est âgé et plus le poids que supporte le rachis postérieur malade est fort.

Les causes qui favorisent la consolidation sont donc augmentées. L'avivement des lames vertébrales par dénudation périostique pourra être tenté, aidé ou non de la ligature apophysaire de Chipault.

Cette ligature apophysaire ne devra être faite qu'après réduction complète, et, le cas échéant, je serai assez tenté de la faire à travers une fenêtre pratiquée dans l'appareil. Cette opération sera faite avec une asepsie irréprochable, car si la plaie s'infectait, le foyer vertébral pourrait être contaminé et entraîner de par ses suites la mort de l'enfant (Obs. XXVI et XXXIX).

Pour les maux de Pott dorsaux moyens, inférieurs et lombaires il n'y a pas à douter, l'ankylose postérieure est très précoce, elle peut même se faire pendant l'évolution de la maladie, la luxation se faisant en même temps que la gibbosité se produit. Cette ankylose est souvent si résistante que le redressement est impossible même dans les cas à début récent, 1 an. Les arcs vertébraux sont d'autant plus larges que l'on s'approche des vertèbres sacrées, l'emboîtement s'y fait sur une plus grande surface et il suffit d'examiner la partie interne des lames vertébrales lombaires normales pour se rendre compte de leur tendance à la soudure, elles sont rugueuses et parsemées de petites stalactites osseuses qui ne demandent qu'à se souder à la partie externe de la vertèbre sous-jacente, si l'on en favorise l'emboîtement.

Les escarres du dos, en excitant le périoste par leur suppuration, activent l'ankylose et les néoformations osseuses, mais au prix de quels risques? J'ai vu des enfants, après des escarres énormes et de longue durée, présenter une solidité extrême de leur rachis postérieur.

OBSERVATIONS

Observation I (Calot)

Albert M., 8 ans (fig. X). Enfant dont la gibbosité datait de trois ans et demi. Il avait porté plusieurs corsets, ce qui n'empêcha pas l'évolution de la gibbosité. Redressé il y a 16 mois en février 1897. Quatre mois après,

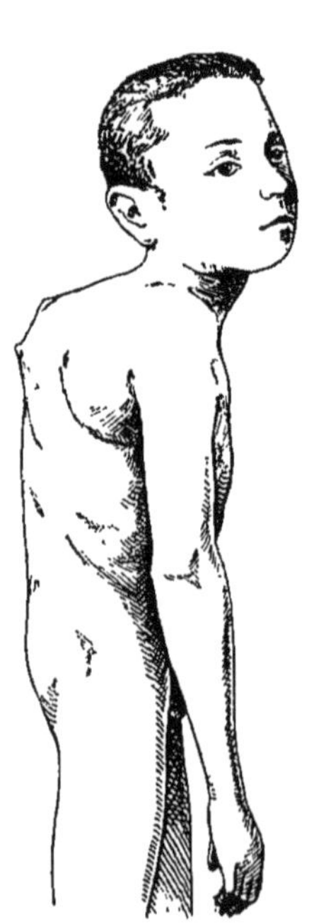

Fig. X. — Avant l'opération.

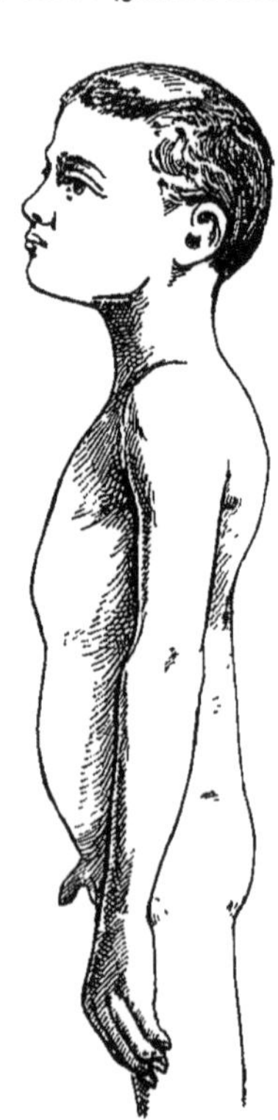

Fig. XI. — 16 mois après l'opération.

le premier appareil est renouvelé. Le redressement ne s'était pas complètement maintenu à cause de l'imperfection de l'appareil. Le redressement a donc été complété il y a un an. Il est resté couché pendant 10 à 11 mois.

Il a été rendu à sa famille il y a un mois et demi ; comme il ne devait plus être sous ma surveillance, je lui ai mis un petit corset par mesure de précaution.

La photographie (fig. XI) de cet enfant montre qu'il est solide.

Il a pu marcher plusieurs heures sans corset et sans se dévier.

Observation II (Calot)

Louise B., 11 ans (fig. XII). Mal de Pott depuis 4 ans, avait été soignée dans la gouttière pendant un an et par des corsets. Opérée fin septembre

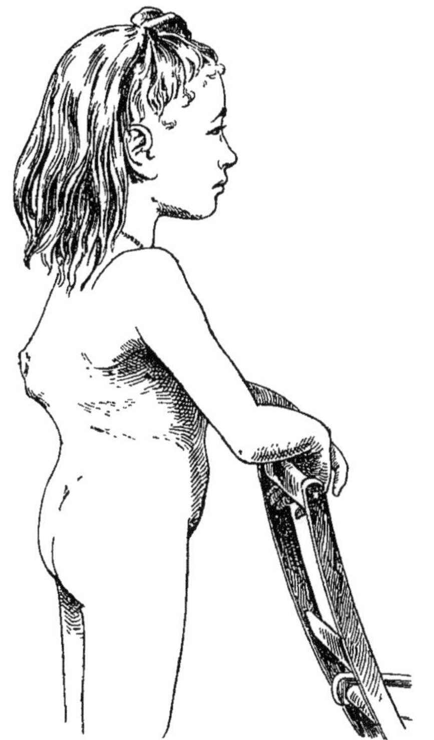

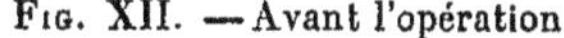

Fig. XII. — Avant l'opération.

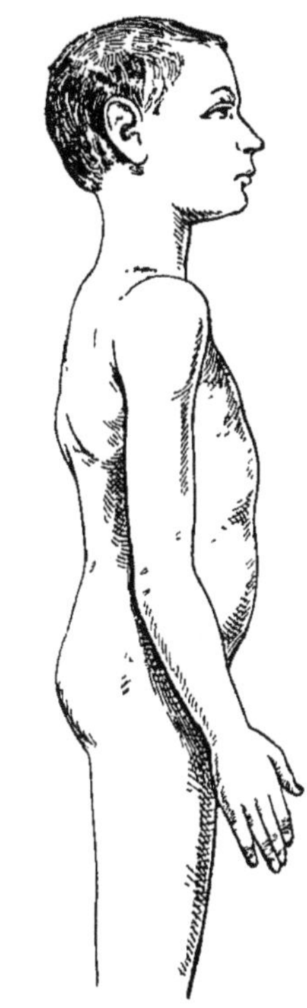

Fig. XIII. — 3 mois après l'opération, l'enfant a eu les cheveux coupés pour être mise dans l'appareil plâtré.

1897, redressement non sanglant. Elle a marché quatre mois après le redressement. La réduction ne se maintenant pas et voulant gagner du temps, j'ai fait l'avivement sous-périosté des lames et apophyses épineuses.

Elle a été maintenue après cette opération un mois au lit, puis autorisée à marcher. La photographie (fig. XIII) a été prise trois mois après l'opération sanglante. L'enfant s'est maintenue sans corset pendant plusieurs heures. Mais elle conservera un petit corset assez longtemps par mesure de précaution.

Observation III (Calot)

Louis M., 6 ans. Soigné pendant deux ans par un chirurgien spécialiste très soigneux, cet enfant lui a été remis lorsque sa gibbosité était grosse comme une lentille (dit le père). Malgré ses soins elle présente une gibbosité très forte.

Opération non sanglante en mai 1897.

Opération sanglante fin octobre 1897. Antisepsie insuffisante ou plutôt préparation de la peau insuffisante, par suite de la saleté du corps sortant du premier appareil ; a suppuré, on a dû panser. La correction s'est perdue à cause de la fenêtre pratiquée dans le dos.

A dû être corrigée à nouveau après la fermeture de la plaie (en décembre). A toujours marché depuis. Peut marcher sans corset, mais sera encore maintenue par mesure de précaution.

Observation IV (Calot)

Joseph B., Gibbosité colossale, dorsale moyenne. Redressement non sanglant très facile en mai 1897, est resté couché pendant neuf mois. Marche depuis janvier 1898 avec un petit corset. A été réclamé par ses parents et va en classe actuellement.

La correction ne se maintiendrait pas sans son corset, mais il faut remarquer qu'il a subi une opération non sanglante. L'enfant va et vient.

Je songe à faire l'avivement de son radius postérieur, mais rien ne presse. Sur la demande des parents j'ai remis à plus tard cette intervention.

Observation V (Calot)

Henri M., 17 ans. Très grosse gibbosité dorso-lombaire datant de 10 ans. Opéré il y a un an. Redressement non sanglant. Avivement il y a cinq mois. Gibbosité corrigée des 4/5. Consolidé.

Observation VI (Calot)

Charles H. Gibbosité dorsale datant de 2 ans, de volume moyen. Redressement non sanglant il y a 13 mois. Avivement il y a 5 mois. Corrigé. Consolidé et rentré chez lui.

Observation VII (Calot)

Adèle M., 8 ans. Gibbosité lombaire moyenne. Opérée il y a quinze mois redressement non sanglant. Avivement il y a 5 mois. Solide, peut se passer du corset.

Observation VII *bis*

Pr. R., 7 ans. Malade depuis quatre ans ; opérée au début de 1896 ; la paralysie a débuté par une ataxie, lorsqu'en octobre 1897 on a mis l'enfant sur pied : elle n'a jamais marché bien et progressivement elle s'est trouvée complètement paralysée en fin décembre 1897. La paralysie a été complète (paraplégie, incontinence vésicale et rectale) jusqu'en mai 1898. Depuis ce mois, l'incontinence a disparu et les mouvements reviennent ; la marche est actuellement impossible par suite du manque de coordination des mouvements. C'est en sens inverse la répétition des mêmes phénomènes. Une petite escarre a guéri sans incident. Gibbosité dorsale moyenne petite.

Observation VIII (Calot)

Ernestine P., 12 ans. Bosse énorme dorso-lombaire depuis 6 ans. Opération non sanglante en septembre. Avivement il y a 5 mois. Solide.

Observation IX (Calot)

André L., 11 ans. Grosse gibbosité dorsale moyenne depuis 3 ans. Redressement sanglant il y a 15 mois. Consolidé.

Observation X (Calot)

Léon T. Petite gibbosité dorsale depuis un an. Redressement non sanglant il y a 14 mois. Avivement il y a 6 mois. Consolidé. Rentré chez lui.

Observation XI (Calot)

Suzanne D. Gibbosité dorsale datant de 2 ans et demi. Redressement non sanglant il y a 17 mois. Consolidée.

Observation XII (Calot)

Gibbosité dorsale de volume moyen datant de 3 ans. Redressement non sanglant il y a 15 mois. Consolidé.

Observation XIII (Calot)

Albert A. Gibbosité depuis 3 à 4 ans dorsale, volume moyen. Redressement non sanglant il y a 16 mois. Consolidé et rentré chez lui.

Observation XIV (Calot)

Joseph S. Gibbosité dorsale moyenne depuis 2 ans. Redressement sanglant il y a 17 mois. Consolidé.

Observation XV

(Due à l'obligeance de mon ami le Dr Pierre, de Berck.)

Xavier Bon..., 5 ans. Mal de Pott dorso-lombaire datant de 18 mois. Saillie très marquée, 5 vertèbres de malades. Énorme abcès froid de la cuisse droite.

L'abcès est traité de juillet jusqu'en janvier, il s'est fistulisé en septembre par inoculation bacillaire du muscle le long du trajet de la piqûre; on parvient par des pansements extrêmement soignés à empêcher la surinfection, et la fistule s'est fermée.

Malgré l'abcès, mais au moment où il était très diminué, l'enfant a été redressé.

Septembre 1897. — Redressement, on gagne les deux tiers.

Décembre 1897. — Nouvel appareil. Bosse réduite un peu.

15 *mai* 1897. — Ablation des apophyses épineuses, dénudation périostée des lames. Disparition totale de la bosse par la réduction.

L'enfant marche depuis le deuxième appareil. Actuellement, son état général est parfait, le dos est parfaitement droit et solide ; l'enfant garde encore son appareil avec lequel il joue, saute, etc.

Observation XV *bis*

Adolphe G..., 6 ans et demi. Petite bosse, mars 1893. L'enfant marche quand même. Douleur en ceinture par crises. Corset plâtré en octobre 1893, il le garde 6 mois. Au printemps de 1894 ostéite des 2 malléoles. Intervention. L'articulation tibio-tarsienne n'a rien.

Sort de Trousseau janvier 1895 avec un corset. On enlève l'appareil en mars et l'enfant marche.

Mal de Pott de la 5e dorsale à la 2e lombaire. La gibbosité *est énorme*.

1er *juillet* 1896. — État général médiocre. Petits ganglions dans la fosse iliaque, pas d'abcès, très vite fatigué.

16 *août*. — Redressement après ablation des apophyses épineuses. Réduction facile et complète. Aucun trouble médullaire, l'enfant se porte bien.

15 *octobre*. — État général bon, ne souffre pas.

2 *novembre*. — On refait un appareil, le dos est bien droit.

Dans l'espoir de gagner un peu, on a fait dans l'application de différents corsets de fortes tractions sur les jambes ; l'enfant présentait chaque fois pendant une semaine des accès de fièvre le soir.

M. Calot a fait l'avivement des lames vertébrales, mais elles étaient presque toutes soudés.

Actuellement l'enfant va fort bien, sa gibbosité est solidement ankylosée dans toute sa hauteur, c'est le plus beau cas que je connaisse de toute la série de maux de Pott que j'ai vus.

Observation XVI (Calot)

Jacques L..., 3 ans. Gibbosité cervico-dorsale depuis 1 an. Paraplégie depuis 5 mois, lorsqu'il fut redressé (non sanglant) fin février 1897. Au 4e jour, il pouvait lever les jambes. Au 15e jour toute trace de paralysie avait disparu.

Observation XVII (Calot)

Césarine L..., 6 ans. Gibbosité cervico-dorsale depuis 28 mois. Paraplégie depuis 2 ans (rien du côté de la vessie). Redressement non sanglant en avril 1897. La paralysie disparait le jour même à peu près complètement. 8 jours après disparition complète.

Observation XVIII (Calot)

Henri J..., 10 ans. Gibbosité cervicale (5e et 6e vertèbres cervicales) datant de 2 ans. Paralysé depuis 10 mois (pas viscérale). Redressement non sanglant en juillet 1896. 15 jours après la paraplégie avait complèmement disparu.

Observation XIX (Calot)

Jeanne Pagnier, 14 ans.

En décembre 1895, violentes douleurs en ceinture attribuées à du rhumatisme. En juin 1896, apparition d'une gibbosité dorsale grosse comme une noisette. Ayant eu une bronchite pour laquelle elle resta beaucoup au lit, et lisant toujours dans la même attitude, elle se dévia aussi latéralement, ce qui fit penser à une scoliose.

Elle porta alors des corset orthopédiques et fit des séances de gymnastique 3 fois par semaine. En août et septembre 1896, séjour à la campagne. Après de longues marches et des fatigues elle se plaignit de douleurs dans les jambes. On lui ordonna alors le repos au lit, puis dans une gouttière. La paralysie des jambes apparut peu à peu et devint complète en février 1897.

Vient à Berck en avril. Redressement le 13 avril et elle commence à remuer les jambes le jour même. Elle eut quelques douleurs dans les jambes, qui disparurent en 8 jours. Nouveaux corsets les 20 juillet, 27 septembre et 28 décembre. Opération sanglante le 4 février.

Quelques jours avant, légères douleurs dans les jambes, qui disparaissent alors.

Elle marche le 4 mars. Le 4 mai on remplace le grand corset par un petit avec lequel elle continue à marcher.

Observation XX (Calot)

Raymond Caillot, 6 ans.

En juin 1897, l'enfant est tombé d'une voiture et en septembre apparut une déviation rachidienne, et en même temps une certaine difficulté de marcher qui devint rapidement une paralysie complète.

Arrivé à Berck le 13 octobre ne marchant plus du tout depuis 15 jours.

Gibbosité grosse comme une noix.

A cause du mauvais état général le redressement n'a été pratiqué que le 27 décembre 1897. La paralysie est disparue le lendemain. Grand appareil et repos au lit. Opération sanglante le 14 juin. Grand corset. L'enfant est mis debout et marche le 24 juin 1898.

Observation XXI (Calot)

Georges Mercier, 12 ans.

Paralysie des jambes et incontinence d'urine et des matières fécales.

Ablation des apophyses épineuses et redressement le 10 février 1897. Pansement le 15. A mieux uriné après. Les jambes sont moins sensibles. L'incontinence a disparu. Pansement le 19. Les jambes sont plus sensibles. Le 23, commence à faire aller les jambes. Pansement le 26. Changements d'appareils les 14 mai, 11 septembre, 21 novembre. L'enfant est rendu à sa famille et il marche sans permission. Le 20 février 1898 nouveau corset, on permet alors la marche.

Observation XXII

Raphaël L..., 4 ans, bosse dorsale moyenne assez volumineuse, début assez récent. Ponctionné en juin 1897, un abcès volumineux de la fosse iliaque gauche. On retire 550 grammes de pus bien liquide. Guérison en une seule ponction. Rien depuis.

Observation XXIII

M. P., jeune fille, 12 ans. Redressée en avril 1897. Appareil défectueux qui produit une énorme escarre du dos.

L'enfant, qui jusqu'alors se portait bien, a de la fièvre et un abcès dans la fosse iliaque, abcès dont le pus est nettement flegmoneux.

L'abcès a été sans nul doute infecté par l'escarre du dos. Un autre abcès se montre à droite, et malgré tous les soins deux fistules apparaissent dans les fosses iliaques. Cette enfant périclite de jour en jour, elle se cachectise, suppure beaucoup, présente l'aspect classique des septicémies chroniques avec fièvre vespérale, etc. Actuellement elle est encore à peu près dans le même état.

Observation XXIV

Henri, 11 ans. Mal de Pott lombaire. On sent dans la fosse iliaque gauche un petit abcès à la palpation. *Ponction septique*, l'enfant qui jusque-là *avait un bon état général*, présente de la fièvre chaque soir et peu à peu arrive à avoir 40° ; il périclite de jour en jour.

La première ponction avait ramené un peu de pus nettement tuberculeux, on injecte du naphtol, et peu à peu l'abcès suppure énormément ; le pus est très fétide et la poche se fistule. On se décide à faire l'opération de Trèves.

Mais en moins de 3 mois l'enfant est emporté par des phénomènes de septicémie subaiguë, dans un état cachectique déplorable.

Observation XXV

Georges D..., 12 ans et demi ; petite gibbosité lombaire, malade depuis l'âge de 9 ans; opéré en février 1897 et paraissant en voie de guérison, quand en fin juin 1897 s'ouvrit sous l'appareil un abcès par congestion de la fosse iliaque droite ; fistule traitée paraissant presque guérie, mais suppurant plus abondamment en février 1898, avec fièvre. Depuis ce moment, après une série d'injections de naphtol camphré, le fistule se tarit pendant que se forme dans la fosse iliaque gauche un abcès fusant dans le triangle de Scarpa du même côté, et s'ouvrant en dehors par la fistule du pli de l'aine du côté droite. Depuis ce moment, la fistule droite s'est tarie complètement ; mais l'abcès gauche s'est ouvert en deux points, l'un au-dessus du pli de l'aine droit, l'autre au niveau du petit trochanter du même côté. La fièvre continue tous les soirs à 38°-39° environ, rarement plus. On continue actuellement les injections.

Observation XXVI

André V..., 8 ans, malade depuis 4 ans. Gibbosité volumineuse dorsale inférieure et moyenne.

Opéré en mars 1897.

Au commencement d'octobre 1897 on lui fait l'ablation des apophyses épineuses (le redressement était incomplet) et 3 jours après cette opération éclate la fièvre le soir ; on fait une fenêtre à l'appareil au niveau de l'ex-gibbosité et on trouve là un petit phlegmon. Malgré le drainage, les pansements au sublimé, la fièvre persiste, et au bout de quelques jours, au début de novembre, on trouve un abcès de la fosse iliaque droite. On le ponctionne et on fait quelques injections, la fièvre ne cède pas et le 25 novembre 1897 on ouvre et place un drain. Toujours de la fièvre. On trouve alors le 5 décembre un autre abcès dans la fosse iliaque gauche que l'on ouvre et draine de même; en même temps que se développe une phlébite de la veine fémorale gauche. La fièvre persiste, l'état général dépérit, c'est une cachexie rapide qui aboutit à des phénomènes de péritonisme intense: sensibilité exquise, vomissements incoercibles, accès de douleurs atroces dans le ventre... et en janvier (vers le 15 ou 20) l'enfant est moribond.

Cependant il résiste, et va en s'améliorant un peu : les fistules (faites par le passage des drains) suppurent de moins en moins ; mais au niveau de la plaie du dos une fistule se montre qui suppure abondamment. Dans toutes ces aventures, la gibbosité s'est complètement reproduite. Actuellement la phlébite de la fémorale gauche est terminée par résolution; les 3 fistules (1 dans chaque flanc, et 1 dans le dos) suppurent modérément, et à intervalles irréguliers, mais très fréquents, l'enfant a des accès de fièvre vespérale. Il est dans un état très cachectique, mais se maintient, et mange assez bien.

Dans cette observation, *il est intéressant de noter que l'infection du foyer vertébral s'est faite directement au moment de l'ablation des apophyses épineuses* (d'où dangers de cette opération) : la preuve en est dans la date d'apparition de la fièvre quelques jours après l'opération et l'existence de la fistules dorsale.

Observation XXVII

Aline Franck, bien portante et droite jusqu'à l'âge de 9 ans; elle fit alors une chute et à la suite de cette chute commence la déviation rachidienne; on essaie d'y remédier par un appareil plâtré, qu'elle ne put pas supporter. Pendant un an environ les douleurs qu'elle éprouvait au niveau de sa déviation l'empêchaient de marcher et de se livrer aux jeux de son âge. Deux ans après elle fut paralysée complètement des deux jambes. Elle fût envoyée à Berck, espérant que l'air de la mer exercerait sur sa maladie une heureuse influence. Elle ne fit qu'un séjour de deux mois qui fut sans résultat. La paralysie a duré pendant 2 ans et demi et à la suite elle eut une série d'abcès : le premier à la face postérieure de la cuisse, à peu près au niveau du pli fessier, n'a jamais été traité d'une façon sérieuse, les deux autres au niveau de la crête iliaque du côté gauche (jamais traité) ; le quatrième à la face antéro-intérieure du tiers supérieur de la cuisse (jamais traité). Ces abcès se sont fistulisés. Traitement général ordinaire en pareil cas. État général assez médiocre. Pas de signes pulmonaires.

9 *février* 1894. — La malade a depuis plusieurs jours déjà une diarrhée très forte, elle persiste malgré le régime lacté et les 12 gouttes de laudanum par jour, état fiévreux (38e le soir).

16 *février*. — La diarrhée continue, la malade s'affaiblit à vue d'œil, — les plaies ont toujours le même aspect.

22 *février*. — La malade va mieux ; la diarrhée a cessé, elle commence à reprendre un peu de force, température normale. — La malade nous raconte qu'elle avait déjà à Paris une forte diarrhée qui durait 6 mois.

16 *avril*. — L'état général reste médiocre ; quoique la diarrhée n'ait par reparu, la suppuration est à peu près la même. Les injections qui sont poussées par la fistule à la jambe droite repassent par la fistule de la crête iliaque sans provoquer de douleur.

25 *àvril*. — Un drain introduit dans la fistule de la jambe gauche sans épingle pour le fixer remonte dans le trajet, on est obligé pour le retrouver de faire une incision de 12 centimètres, on en profite pour curetter les fongosités du trajet, à la suite suppuration encore plus abondante.

La réunion immédiate manque dans la moitié des fils, état général médiocre.

15 *juin*. — On introduit par la fistule de la fesse droite une sonde molle qui arrive jusque dans la fosse iliaque du même côté, à sa suite suppuration plus abondante.

25 *juin*. — A gauche la suppuration diminue, il y a une amélioration très nette. L'état général est un peu amélioré.

Depuis le 25 juin, la suppuration a recommencé de plus belle.

1er *octobre*. — Abcès à la fosse iliaque droite, accompagné de fièvre.

15 *octobre*. — L'abcès pointe à la peau. Ouverture au trocart. Il s'écoule environ un demi-litre de pus. Lavage de la cavité au sublimé à moitié pour 100.

Tous les 2 jours pansement ; fétidité du pus.

20 *octobre*. — Injection de naphtol camphré ; le *soir quelques grimaces épileptoïdes* qui font renoncer à l'emploi de ce médicament.

5 *novembre*. — Aucune modification. Il s'écoule toujours beaucoup de pus et par toutes les fistules à la fois.

État général très médiocre. Pas d'albumine dans les urines.

5 *décembre*. — La suppuration du ventre a un peu diminué, mais toutefois la région hypogastrique reste empâtée et douloureuse.

Quand elle tousse il sort du pus par la fistule iliaque, l'une des fistules de la cuisse gauche et par la fistule lombaire.

L'état général s'est un peu relevé.

18 *février*. — État général reste bon, la suppuration reste la même.

20 *janvier* 1896. — On fait une ponction, il s'échappe un pus verdâtre très épais. Injections de quelques gouttes de naphtol.

24 *janvier*. — Ponction. On retire trois grandes seringues de pus qui sent très mauvais. Injection de quelques gouttes d'éther iodoformé et de naphtol camphré. Grand lavage des plaies avec de l'eau créolinée et de l'eau phéniquée.

Année 1897. — La suppuration continue avec abondance, l'enfant est dans un état cachectique extrême; elle meurt vers mai 1897.

A l'autopsie, il y avait fonte tuberculeuse des reins, de la vessie, et de l'utérus. Le poumon était indemne. A l'autopsie elle présentait un mal de Pott lombaire avec vertèbres cariées et un mal de Pott cervico-dorsal solidement ankylosé.

Observation XXVIII

(Due à l'obligeance de mon maître le Dr Jalaguier.)

Petite fille de 6 à 7 ans, atteinte de gibbosité cervico-dorsale avec paraplégie. En faisant la laminectomie on tombe sur un premier foyer osseux intra-rachidien qui communique par une ouverture en bouton de chemise avec une abscès médiastinal. Il s'écoule de 300 à 400 grammes d'un *pus horriblement fétide*. On pratique un large drainage. L'enfant meurt au bout de 48 heures de septicémie suraiguë.

A l'autopsie l'œsophage ne présentait aucune trace de perforation.

L'infection a traversé les parois de l'œsophage sans que celui-ci présente pour cela des lésions de continuité. C'est un mode d'infection analogue à ceux que l'on rencontre dans les abcès périrénaux, etc., dont l'odeur est parfois infecte, bien que l'intestin soit indemne.

Observation XXIX

Pierre B., 11 ans. Mal de Pott dorsal supérieur, 3 vertèbres sont prises et dorsal inférieur 3 vertèbres également de saillantes. Les courbures sont peu saillantes. Inclinaison totale du reste de la colonne vertébrale, tenue générale des cyphotiques. Malade depuis 1 an, pas de traitement antérieur, ni abcès, ni paralysie.

Mai 1897. — Redressement non sanglant facile et complet, sans dénudement du périoste, suites bien supportées.

Septembre 1897. — Appareil ouaté constricteur; à sa suite diminution de l'appétit, faiblesse de l'état général, scapulalgie.

Janvier 1898. — 3e appareil, se trouve mieux. La scapulalgie suppurée guérit au bout de 3 mois. Une ancienne ostéite du fémur guérit dans le même temps.

Avril 1898. — Appareil. L'enfant maigrit et tousse; fin mai granulie et mort. Le dos était resté droit. Cette généralisation tardive n'est nullement imputable au redressement.

Observation XXIX *bis*

Eugène M., 11 ans. Entre à l'hopital en mars 1896. Mal de Pott lombaire inférieur il y a 2 ans. Il y a 15 mois abcès à la cuisse, attribué a une coxalgie, cet abcès aurait duré 2 mois ; depuis lors plus d'abcès. Vers le mois d'août 1896, éclatent des abcès de fièvre dont on recherche en vain l'origine lorsque le 10 août apparaît dans la fosse iliaque gauche un abcès volumineux. A la première ponction je retire 500 grammes de pus nettement flegmoneux et d'odeur infecte, fécaloïde. Je répète les ponctions tous les jours pendant 10 jours environ, et retire chaque fois 1 litre de pus fétide. L'abcès est lavé plusieurs fois à l'eau bouillie et l'on injecte du naphtol. L'enfant a 38°, 5 à 40° tous les soirs, l'appétit se conserve. Malgré des ponctions quotidiennes quelquefois répétées 2 fois par jour, l'abcès se fistule, et vers le 1er octobre l'enfant présente 5 fistules, 2 à la cuisse gauche et 2 à la droite et une fistule au pli de l'aine. Le pus s'écoule toujours en abondance dans le pansement et la fièvre ne cède pas. Vers février 1897 la suppuration diminue un peu et la température baisse chaque soir. L'enfant est pansé avec de la gaze stérilisée.

En mars 1898 la suppuration, s'est beaucoup tarie 2 fistules sont fermées spontanément; on injecte du naphtol dans chaque trajets fistuleux. Et en 3 semaines tous les trajets fistuleux sont fermés. 15 jours après 2 trajets se rouvrent à droite l'un après l'autre et actuellement la suppuration est assez abondante, et un abcès vient d'apparaître à la jambe droite, 15 *juin*.

Observation XXX

Ivonne du W., 8 ans. Mal de Pott cervico-dorsal, 4 vertèbres cervicales et 4 dorsales. Torticolis symptomatique durant depuis 1 an. Traité pendant 8 mois par le massage suédois pour une scoliose cervico-dorsale (?) État aggravé par le traitement. Douleurs depuis quelque temps.

15 *octobre*. — Examen: saillie à la fois latérale et antéro-postérieure des vertèbres qui ne se déroulent pas quand on bouge la tête comme dans la scoliose. Douleurs à la pression.

17 *octobre*. — Redressement facile, quelques craquements à la traction et la pression. Dans la suspension verticale, on remarque un allongement exagéré du cou. Appareil dans cette position. Dans la soirée rien d'anormal.

Le lendemain à 9 heure cyanose, sueurs asphyxiques. L'appareil est vite coupé. Injection d'éther, de sérum et de caféine.

Pendant 4 jours, température entre 38°, 5 et 39°. Pouls entre 120 et 140. Agitation par moments. Demi-stupeur. Respiration de Chyne-Stokes. Mort au 5e jour.

Observation XXXI

Madeleine O..., 6 ans. Dorsal moyen, assez marqué ; redressement incomplet à cause du mauvais état général en octobre 1897.

Péritonite généralisée en février 1897, tous les épiploons criblés de granulations grosseur grains de blés, poumons, péritoine, méninges pas examinés.

Observation XXXII

Suzanne D..., 9 ans. Mal de Pott dorsal inférieur peu marqué ; escarre à allure très rapide qui incommode la malade par l'odeur. L'escarre est perpendiculaire à l'axe du rachis, elle s'étend de 4 à 5 centimètres de chaque côté, sa largeur est de 1 doigt et demi, guérison rapide après ablation du corset. Elle était due à un énorme pli de la partie interne de l'appareil plâtré.

Observation XXXIII

Emmanuel L..., 4 ans et demi, malade depuis 2 ans ; opéré en fin février 1897 et décédé subitement en mangeant (par asphyxie) en septembre 1897.

Gibbosité dorsale supérieure, occupant les 3e, 4e et 5e vertèbres dorsales.

A l'autopsie les corps vertébraux sont détruits. L'hiatus antérieur est rempli par un magma caséeux et en arrière les lames sont soudées et luxées un peu les unes sur les autres. Elles forment en arrière une plaque unique résistante.

Observation XXXIV

Mil..., paraplégie ou plutôt parésie fugace, très légère, survenue après le redressement, disparue en quelques jours complètement. Dorsal moyen, volume moyen; opéré en mars 1896, malade depuis 3 ans: est parti complètement guéri de sa paralysie.

Observation XXXV

Charles D..., 13 ans, se plaint du dos en juillet 1894. Une gibbosité apparait.

Les 5 et 6 dernières vertèbres dorsales sont prises.

Un abcès du dos est *ouvert* en décembre 1894, cet abcès ne se ferme pas et donne lieu à une fistule située au niveau de la dernière côte sur la ligne axillaire gauche.

L'état général est bon, pas d'albumine.

Cette fistule est traitée pendant un an sans résultat par des injections d'éther iodoformé, des mèches de naphtol, de chlorure de zinc, etc.

En mars, je fais des injections de naphtol camphré, la fistule qui suppurait se met à donner davantage, puis elle se ferme, mais au bout de 3 semaines elle reparait. Cet enfant a eu après la fermeture de sa fistule un abcès dans le ventre qui fut ponctionné 3 fois, son évolution est sans doute en rapport avec l'occlusion de la voie d'écoulement du pus, et maintenant il tousse et son état général périclite. L'abcès du ventre s'est fistulisé et actuellement 3 mois après la fermeture momentanée de sa fistule thoracique, il n'est pas encore formé.

Observation XXXVI

Auguste C..., 5 ans et demi. Gibbosité petite, 3 vertèbres prises, 2 dernières dorsales et première lombaire. Opéré le 26 novembse 1895, depuis corset tous les 3 mois.

15 *septembre*. — Attitude vicieuse pendant la marche, la cuisse est en flexion, abduction et rotation interne.

Ponctionné dans la fosse iliaque, on retire 100 grammes de pus.

L'enfant est immobilisé au lit.

25 *septembre*. — Depuis le 15, il a subi 4 ponctions avec injections d'éther iodoformé.

6 *octobre*.— La ponction ne ramène rien. A la palpation on sent une induration à la place de l'ancien abcès.

15 *octobre*. — État excellent, pas d'abcès.

10 *février*. — Abcès à la fesse; je retire 150 grammes de pus. J'injecte 2 centimètres cubes de naphtol.

15 *février* 1897. — Ponction, le pus est modifié, jus de pruneaux; pas d'injection, depuis l'abcès ne s'est pas reproduit, c'est un bel exemple d'abcès volumineux guéri par une seule injection.

Observation XXXVII (Lannelongue, tuberculose vertébrale).

Mal de Pott lombaire. — Luxation spontanée de la seconde vertèbre lombaire sur la troisième. — Abcès médian et latéral guéri par épaississement fibreux de la paroi.

Garçon de 6 ans, mort dans le service de M. le Dr Triboulet, en janvier 1884.

Nous n'avons pas de renseignements cliniques sur la marche de la maladie.

Autopsie. — Le mal de Pott est placé au niveau du corps de la troisième vertèbre lombaire. Le corps de cette vertèbre ainsi que le disque qui la sépare de la seconde ont en partie disparu, et il existe une cavité à ce niveau. Cette cavité est étroite et communique avec l'abcès à la fois médian et latéral. La partie supérieure de la colonne vertébrale placée au-dessus du mal de Pott est infléchie en arrière, mais en même temps elle est fortement portée à gauche ; l'axe du sacrum est de la colonne lombaire inférieure.

Il existe en un mot un déplacement latéral à gauche du corps de la deuxième vertèbre lombaire.

Ce déplacement est de plus d'un centimètre.

L'abcès tuberculeux a la forme d'un petit œuf. Dans cet abcès on trouve de la matière caséeuse sèche, en très petite quantité et quelques débris osseux. Il est indépendant de tout foyer vertébral : on peut le considérer comme guéri, car sa paroi est forte, dense, et ressemble à un fibrome ; elle a en moyenne plus de 2 centimètres d'épaisseur.

En arrière on n'observe qu'une gibbosité peu considérable, ne permettant pas de reconnaître la luxation latérale dont j'ai parlé.

Observation XXXVIII (Lannelongue, tuberculose vertébrale).

Mal de Pott dorsal avec volumineux abcès descendant jusqu'à la cuisse. — Guérison spontanée.

A. D..., âgé de 9 ans, a un mal de Pott dorsal, évoluant depuis 3 ans. Cet enfant, mal surveillé, n'a jamais suivi de traitement régulier ; depuis

6 mois il porte un corset cuir moulé. Dans ces derniers mois, les douleurs dorsales et intercostales sont revenues très aiguës, et les parents ont conduit l'enfant à Paris pour consulter.

A cette époque, novembre 1883, je constate avec le Dr Poirier, chef des travaux anatomiques de la Faculté, qui m'a communiqué cette observation, l'existence d'un abcès en bissac occupant la fosse iliaque et la partie de la cuisse correspondant au triangle de Scarpa; en ce dernier point la tumeur a le volume d'une grosse orange. Je conseille le repos au lit et une compression ouatée sur la saillie de l'abcès.

5 mois plus tard, avril 1884, j'ai revu l'enfant; l'abcès avait à peu près complètement disparu; on sentait seulement un peu d'empâtement de la région. A diverses reprises j'ai revu l'enfant, maintenant guéri avec une gibbosité très prononcée. Il est impossible de retrouver trace de l'ancien abcès; les tissus de la région inguinale ont repris leur souplesse normale (août 1886).

Observation XXXIX

F..., âgé de 17 ans. Mal de Pott lombaire inférieur très peu prononcé, début il y a 5 à 6 ans. On fait l'ablation des apophyses épineuses et on essaie la réduction qui ne donne aucun résultat: il y avait sans doute ankylose postérieure comme cela est fréquent dans ces cas. Phlegmon de tout le dos. Excitation cérébrale et contracture de la nuque. Infection des abcès antérieurs et leur fistulation. Septicémie subaiguë, 38 à 41° tous les soirs. Le malade meurt en 3 mois dans un état de cachexie extrême. Au moment de l'opération le malade se portait très bien.

RÉSUMÉ ET CONCLUSIONS

I. *Il est dans le mal de Pott un accident plus redoutable que l'apparition de la gibbosité, c'est la fistulisation des abcès. Dans le traitement de la tuberculose vertébrale, on ne saurait trop penser à cette terrible complication et redoubler de soins.*

II. *a)* De par les nombreux travaux publiés depuis 2 ans, il est un fait que l'on peut affirmer : la possibilité d'enrayer dans l'immense majorité des cas, pour ne pas dire toujours, l'évolution de la gibbosité. Il n'est qu'un seul moyen qui nous permette d'atteindre ce but, c'est l'appareil plâtré.

b) La gibbosité est souvent curable; son traitement est la réduction sous chloroforme. Sa mortalité actuelle ne dépasse guère 5 à 7 pour 100 et souvent elle est imputable à la mauvaise technique employée, 5 pour 100.

c) Il ne suffit pas de redresser, il faut savoir maintenir la réduction. C'est de tout le traitement la partie la plus importante. La plupart des insuccès sont dus à la mauvaise technique qui a présidé à la construction de l'appareil. Celui-ci sera fait en plâtre et sans interposition d'ouate entre le corps de l'enfant et le corset.

d) L'immense avantage d'un corset bien fait est d'immobiliser parfaitement bien le rachis. Et si cela est, on peut permettre aux enfants de marcher, sans encourir le risque de voir leur gibbosité reparaître. La marche, la vie au grand air, en stimulant les fonctions digestives, contribue au maintien de l'état général et, par contre, aide à la cure de la lésion rachidienne.

III. La paralysie est une indication formelle au redressement, quel que soit l'âge de l'enfant et la durée de la gibbosité. Il est moins grave que toutes les opérations sanglantes préconisées jusqu'à ce jour.

IV. Les abcès et les fistules sont des contre-indications au redressement.

V. Quand le redressement est impossible, cela tient à une ankylose du rachis postérieur, plus rarement du rachis antérieur : quelquefois des deux réunis.

VII. *a)* Les tuberculoses osseuses ont peu de tendance aux néoformations. Les cavités produites par le redressement se combleront rarement. La consolidation se fait par soudure des arcs postérieurs du rachis au niveau des vertèbres cariées.

b) La consolidation se fera d'autant mieux et plus vite que le siège du mal sera plus bas situé. Pour les maux de Pott cervicaux et cervico-dorsaux, *la question n'est pas jugée*. Il reste un fort point d'interrogation.

Pour obtenir la consolidation, il sera souvent nécessaire, dans ces cas, de recourir à l'avivement des lames et à la ligature apophysaire recommandée par Chipault.

IX. La durée du traitement doit être d'au moins 2 ans.

X. *a)* Ce qu'il faut surtout retenir, c'est que tout le secret du traitement réside dans la façon de faire l'appareil plâtré ; si on sait le construire, on pourra, dans la majorité des cas, pour ne pas dire toujours, prévenir l'apparition de la gibbosité.

b) Pour faire l'appareil, il faut avoir constamment à l'esprit ce principe qui résume toute l'orthopédie : L'APPAREIL PLATRÉ DOIT FIXER, MAINTENIR LA POSITION DONNÉE AU RACHIS ; IL NE DOIT EN AUCUN CAS ÊTRE UN APPAREIL DE FORCE.

XI. La méthode a fait ses preuves ; il serait de mauvaise grâce de nier encore la réalité des résultats ; il est actuellement un grand nombre d'enfants qui peuvent marcher sans soutien. M. Calot en a présenté plusieurs à l'Académie, et beaucoup sont déjà rendus à leur famille.

CHARTRES. — IMPRIMERIE DURAND, RUE FULBERT

EXPLICATION DES PLANCHES

PLANCHE I. — Enfant de 2 ans et demi dont le rachis est normal.

PLANCHE II. — Enfant de 6 ans et demi présentant lors de l'opération (il y a un an) une gibbosité énorme. — Il est actuellement tout à fait droit. — On voit sur cette radiographie le tassement énorme qui s'est produit dans le rachis lombaire. La distance entre la dernière côte et le bassin est beaucoup moindre que celle qui existe sur la radiographie précédente qui cependant a trait à un enfant de 2 ans et demi.

GEORGES CARRÉ ET C. NAUD, ÉDITEURS.

MUSÉE RADIOGRAPHIQUE RADIGUET

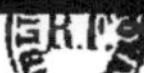

www.ingramcontent.com/pod-product-compliance
Ingram Content Group UK Ltd.
Pitfield, Milton Keynes, MK11 3LW, UK
UKHW020256250726
13967UKWH00004B/1718